専門家がしっかり教える 健康図解

あらゆるコリ、痛みが消える
肩甲骨はがし

福井医療大学 保健医療学部 教授
藤縄 理

日本文芸社

はじめに

本書のタイトルにもなっている「肩甲骨はがし」。マッサージや接骨院へ通った経験のある方はご存じかもしれませんが、本来は肩コリや猫背の治療として行う手技のことです。肋骨にへばりついてかたまった肩甲骨を、まさに〝バキバキッとはがして〟柔軟性やゆがみを改善します。

しかし、なかには肩のコリや痛みに肩甲骨への施術がなぜ有効なのか、理由がわからない方もいるでしょう。その答えは肩甲骨の構造や周囲の筋肉との関係にあります。

肩甲骨は背中の肋骨の上に浮いたようにあり、支えているのは首や肩などの17もの筋肉です。この特異な構造ゆえに可動域が広く、腕や背中の複雑な動きを可能にしているのです。

ところが、姿勢の崩れによって肩甲骨の位置がズレてしまうと、それに連動する筋肉に不調が連鎖してしまうのも事実。首や肩などの筋肉がかたまれば、肩甲骨はますます動きにくくなり、次第に首や肩のコリの症状が悪化、やがて慢性化していきます。こうした負の連鎖を断ち切るには、肩甲骨を正しい位置へ戻し、しなやかさをとり戻す必要があります。肩甲骨はがしが効果的なのは、こうした理由からです。

本書で「神エクササイズ」と名づけた肩甲骨はがしは、肩甲骨を柔軟にするためのエクササイズです。かたまった肩甲骨を解きほぐし、広い可動域と正しい姿勢をとり戻すことで、首や肩のトラブルを解消します。

どのエクササイズも短時間でできるうえ、負荷が少なく軽いメニューなので、運動習慣のない方でも親しみやすく、何より自宅で実践できるのが利点です。首から肩まわりのコリや痛みにお悩みの方はぜひ、肩甲骨はがしをお試しください。

福井医療大学 保健医療学部 教授　藤縄 理

などの不調を自分で治そう!

悪化させている火種です。肩甲骨はがしで正しい位置に戻し、慢性化からの脱却を目指しましょう。

首や肩などのコリや痛みの正体は
ガチガチの肩甲骨が原因!

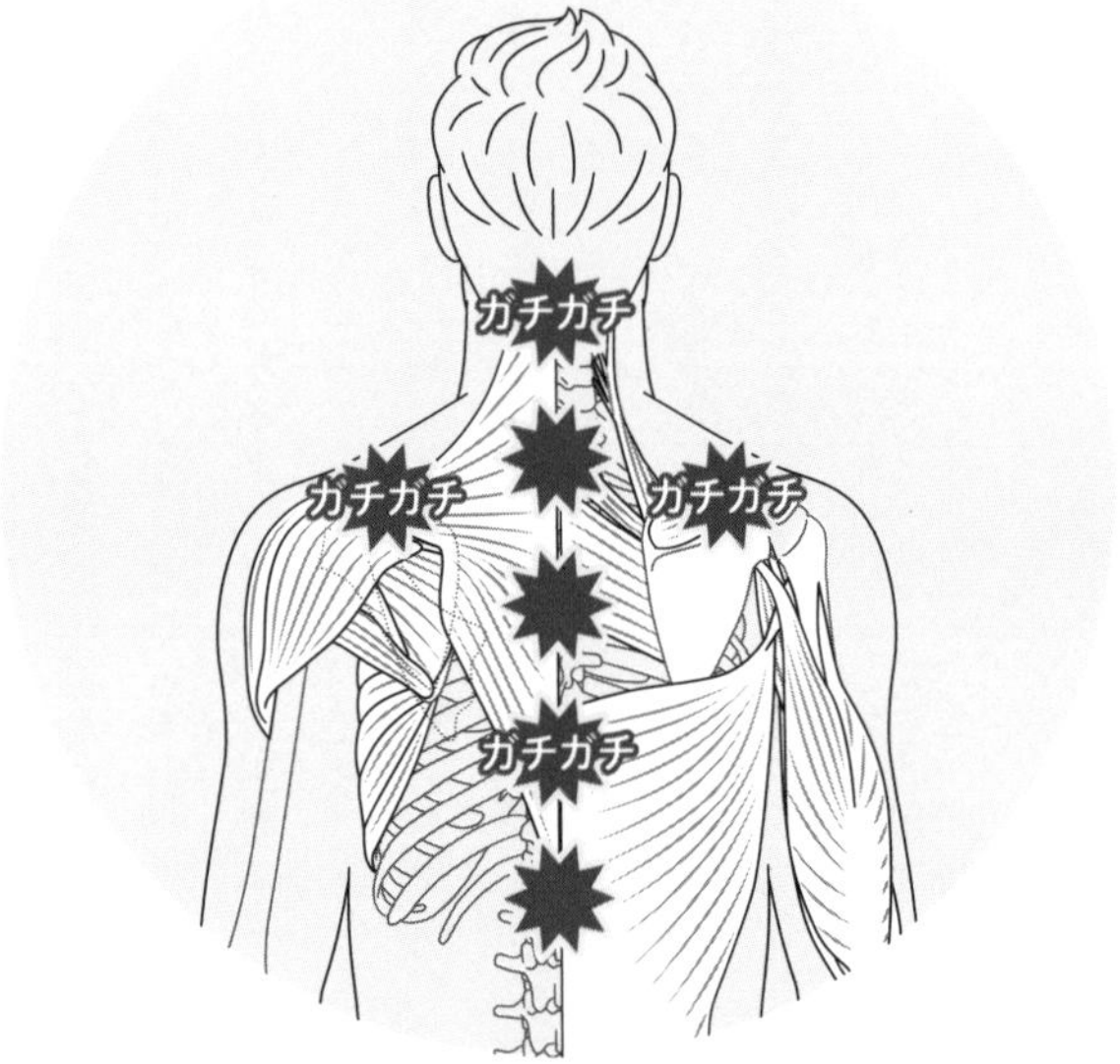

ズレてかたまった肩甲骨が首や肩のコリや痛みを無限ループさせている!

コリや痛みを断ち切る術は……

肩甲骨はがしで肩甲骨を正しい位置に戻すことがコリや痛みを解消する一番の近道!

肩甲骨はがしでコリや痛み

首や肩のコリを患っている人に多く見られる、ズレてかたまった肩甲骨。実はこれが全身の不調を

ガチガチの肩甲骨を放置していると……

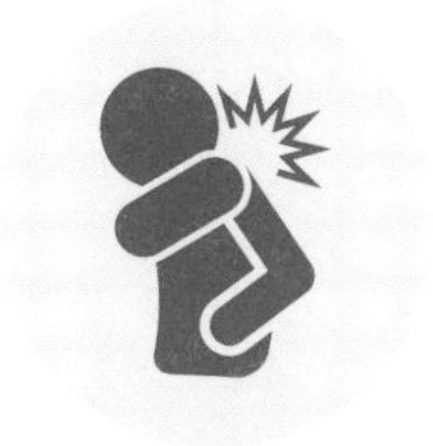

首や肩のこわばりが全身に広がり、痛みが慢性化する!

放置し続けるとこんな不調が!

めまい

頭痛

冷え

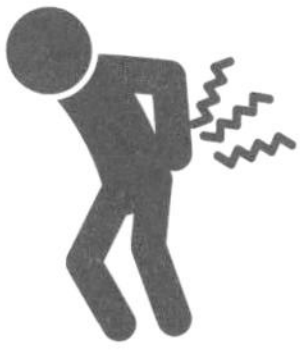

腰痛

など

になりやすい生活をしている!?

ています。肩甲骨はがしを行うことで姿勢が正しくなれば、不調の元凶を断つことができます。

前かがみの姿勢が肩甲骨のガチガチ度を加速させている!

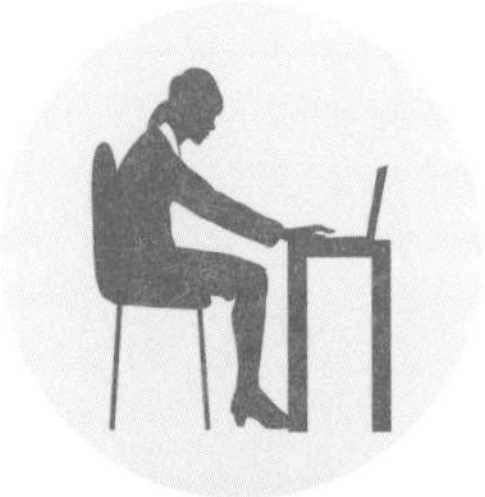

毎日長時間
パソコンを使用している

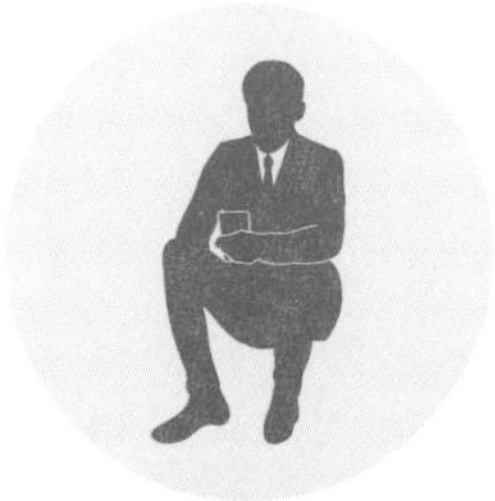

スマートフォンを何時間も
見続けている

など

前かがみの姿勢を長時間続けると首や肩の筋肉がかたくなる。
連動する肩甲骨もガチガチの状態に!

前かがみの姿勢が体に負荷をかけている

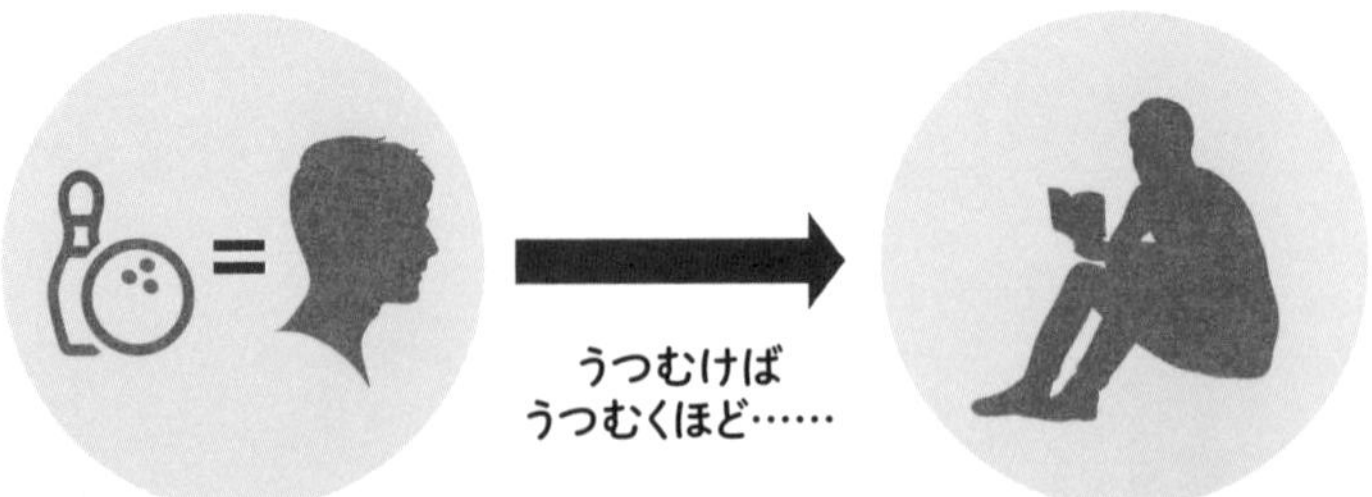
=
うつむけば
うつむくほど……

人の頭の重さは体重の約10%
首と肩でボウリングの球を
常に支えているのと同じ!

頭を支える筋肉の
負荷は何倍にもなり
首や肩に大きな負荷がかかる!

現代人は肩甲骨がガチガチ

デスクワークや家事で無意識にとっている前かがみの姿勢。これが首や肩のコリを引き起こし

前かがみの姿勢でガチガチになった肩甲骨がコリを発生させる!

姿勢が崩れて前かがみの状態(猫背)になる

↓

首や肩、肩甲骨周辺の筋肉がガチガチにかたくなる

↓

かたくなった筋肉が血管を圧迫する

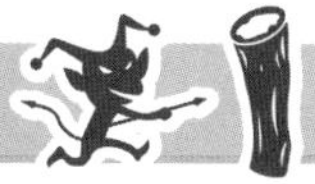

↓

疲労物質がつくられて体内にたまり続ける

↓

コリや痛みが発生する!

肩甲骨はがしで筋肉をほぐせば血流もアップ!

肩甲骨はがしをすることで血流も改善。筋肉のこわばりも改善されて体の不調が消える!

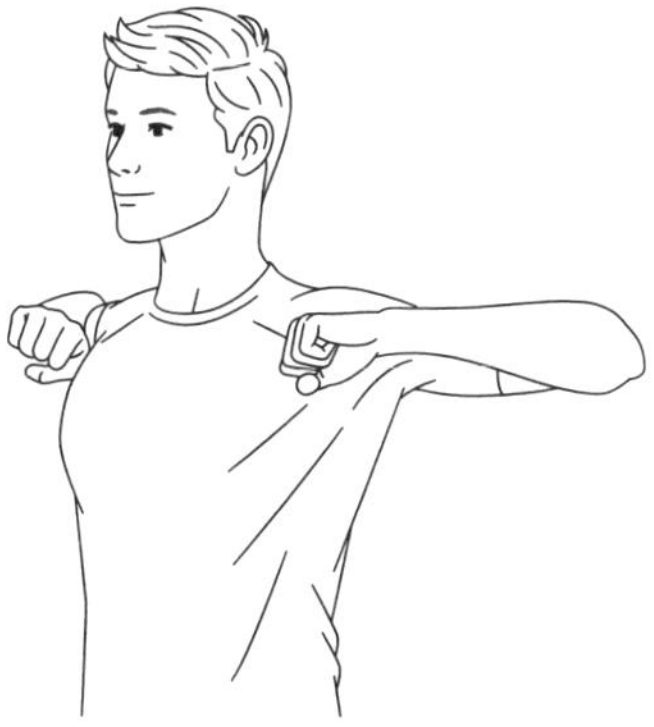

たらす嬉しい効果！

改善。自律神経や代謝機能の調整をはじめ、美容面にも効果が現れます。

コリが解消される

肩甲骨が柔軟に動く
ことで体が軽くなる

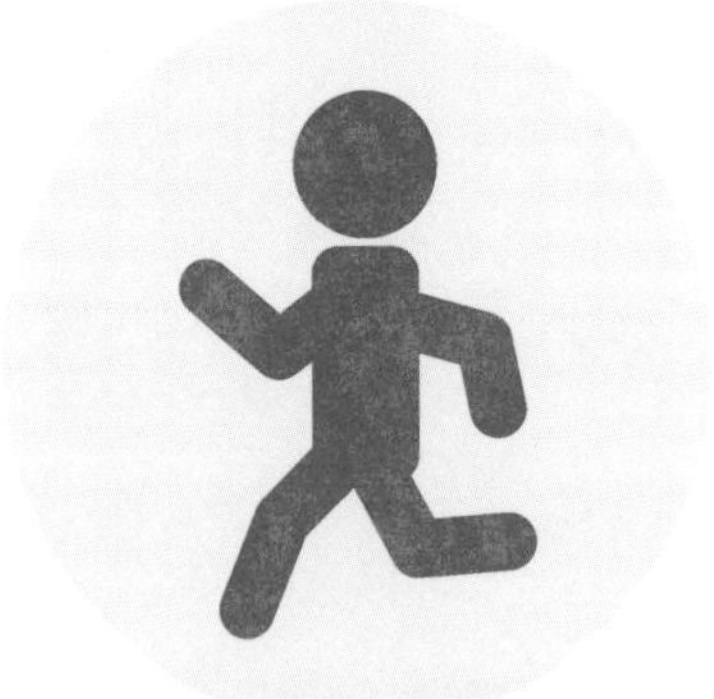

血行がよくなる

老廃物が排出されて
体の内側から健康に

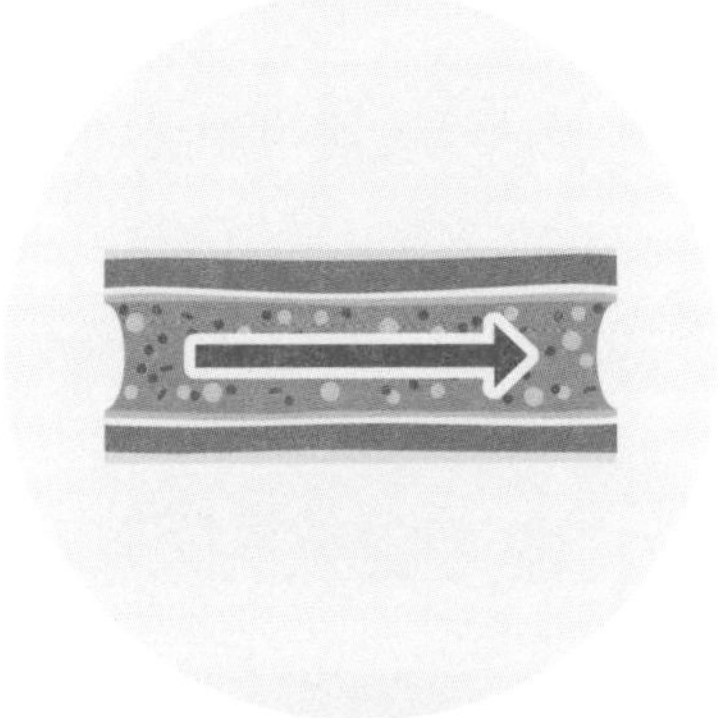

疲れにくい体になる

体の動きがスムーズになり
ケガもしにくくなる

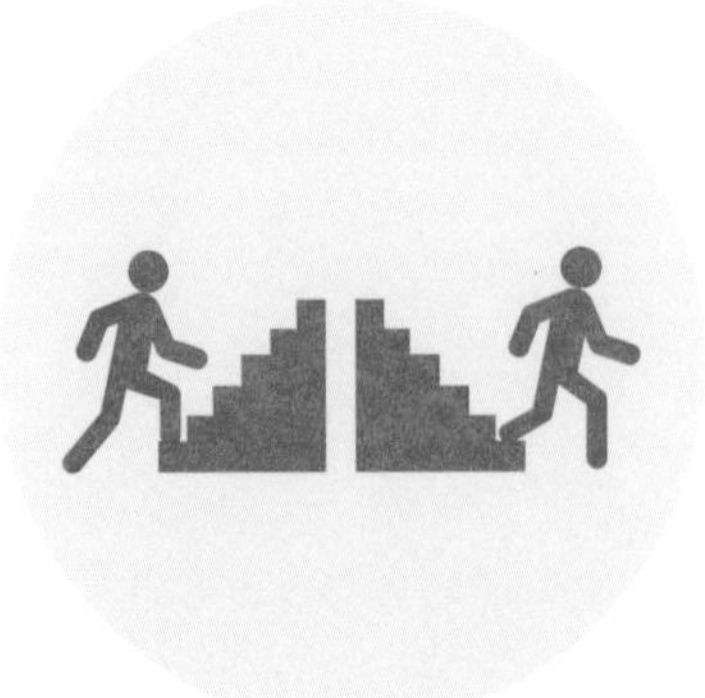

姿勢がよくなる

背すじが伸びることで
猫背が解消される

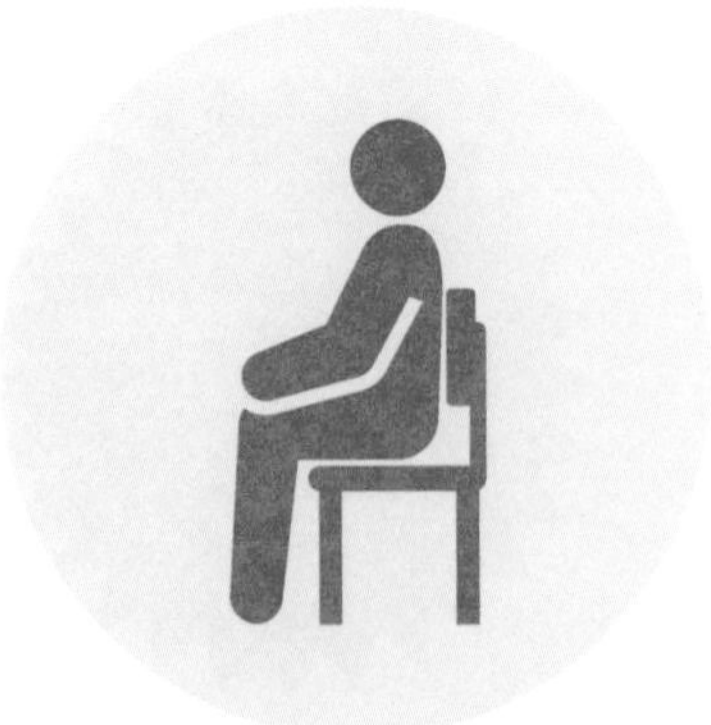

整った肩甲骨がも

肩甲骨が正常に動き出すと、首や肩のコリの解消はもちろん、血流や体調も

呼吸の質が改善される

筋肉が柔軟に動くことで
深い呼吸ができる

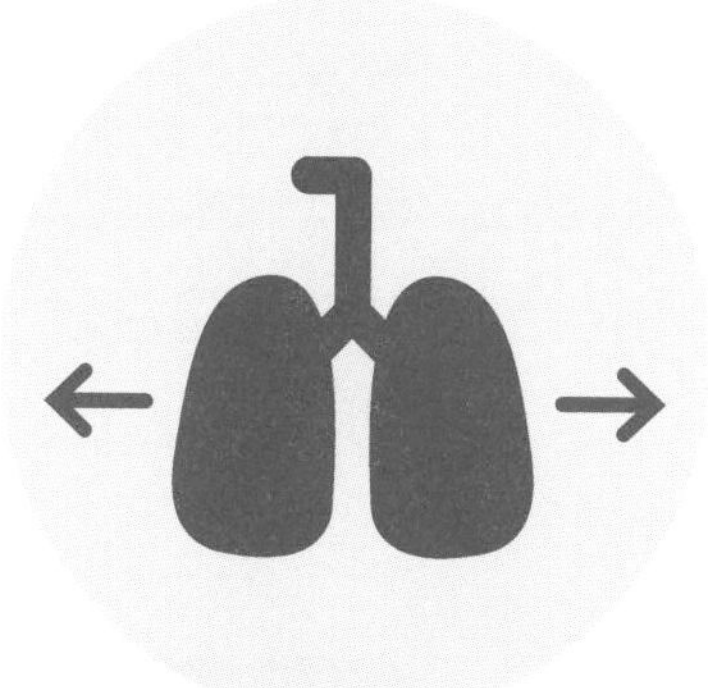

体の不調が改善される

自律神経のバランスが整い
体調がよくなる

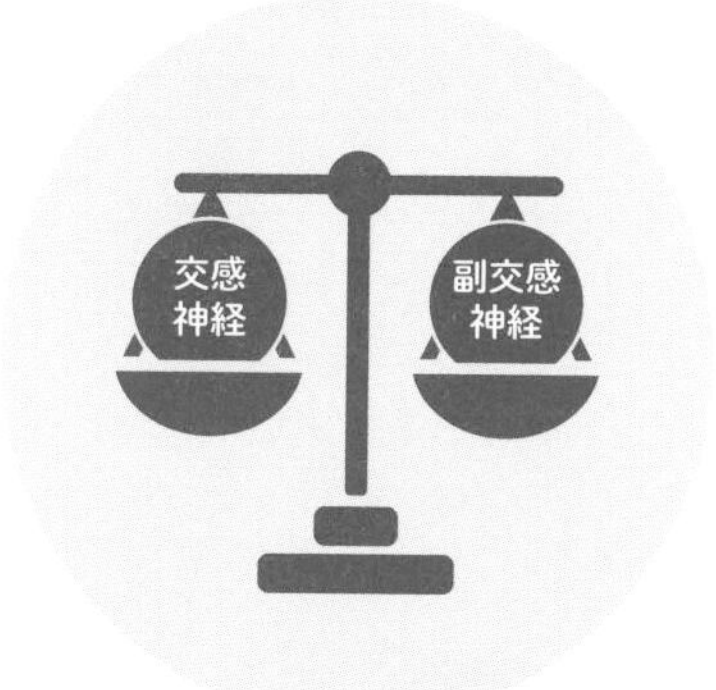

若々しい印象に変わる

むくみがとれて
見た目年齢がダウン！

やせやすい体質になる

基礎代謝が上がり
脂肪を燃焼できる体に

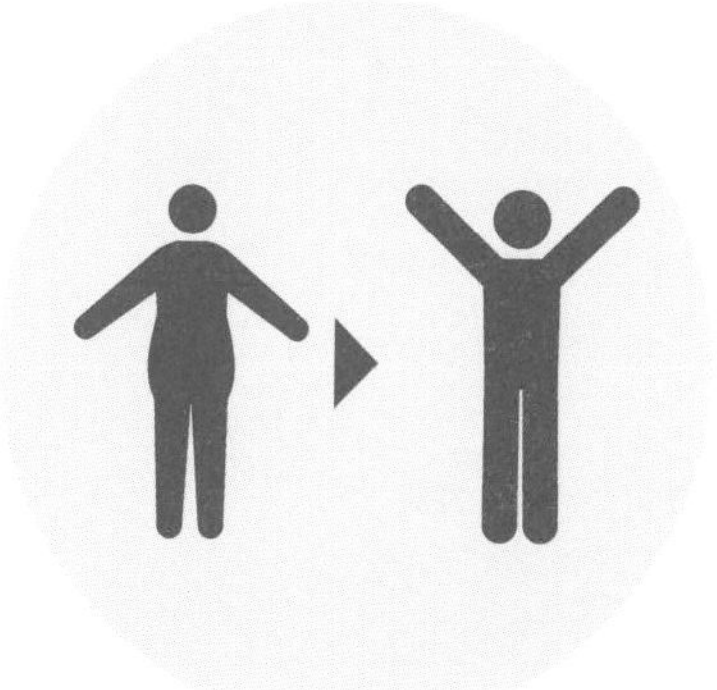

のガチガチ度を知ろう

度を見るなど、正しく診断するためにも、鏡の前で行うことをおすすめします。

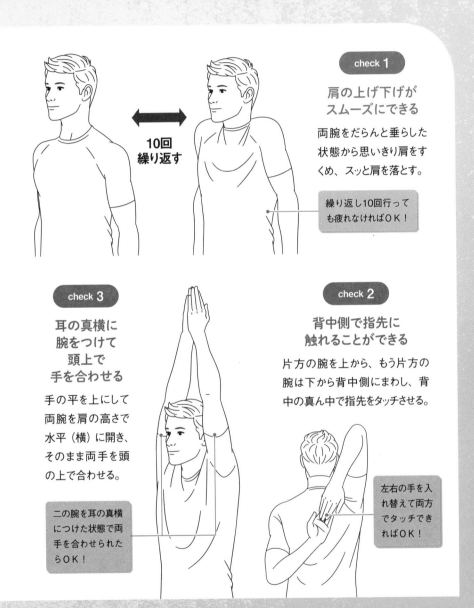

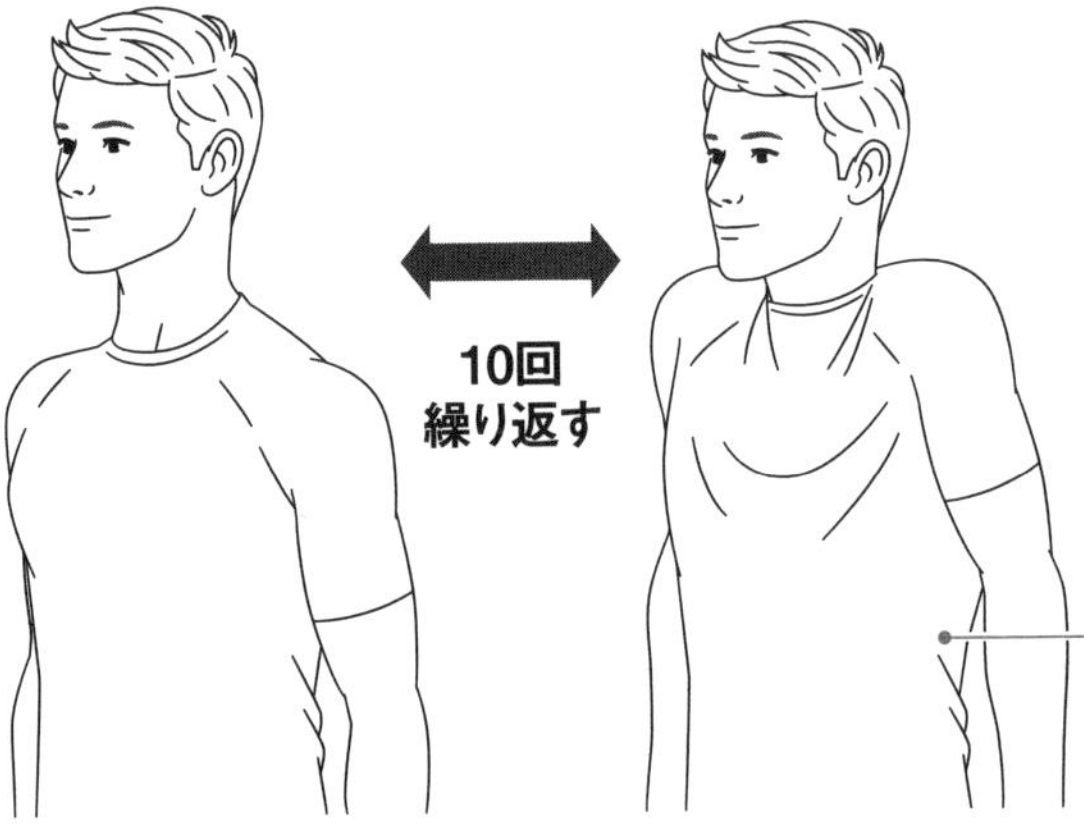

check 1

肩の上げ下げがスムーズにできる

両腕をだらんと垂らした状態から思いきり肩をすくめ、スッと肩を落とす。

繰り返し10回行っても疲れなければOK！

check 2

背中側で指先に触れることができる

片方の腕を上から、もう片方の腕は下から背中側にまわし、背中の真ん中で指先をタッチさせる。

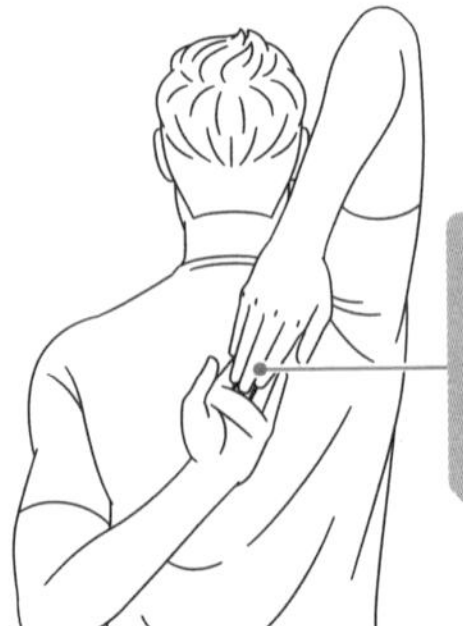

左右の手を入れ替えて両方でタッチできればOK！

check 3

耳の真横に腕をつけて頭上で手を合わせる

手の平を上にして両腕を肩の高さで水平（横）に開き、そのまま両手を頭の上で合わせる。

二の腕を耳の真横につけた状態で両手を合わせられたらOK！

セルフチェックで肩甲骨

あなたの肩甲骨のガチガチ度を5つのセルフチェックで確認します。腕の角

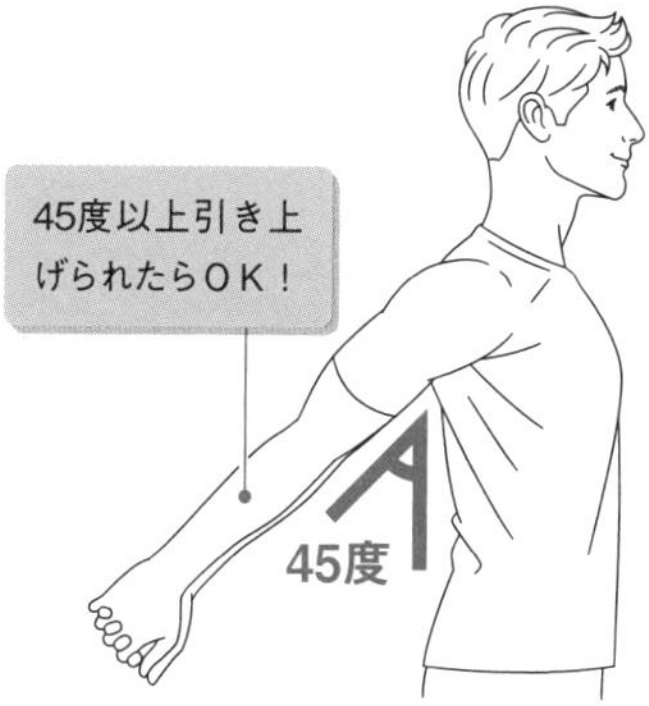
45度以上引き上げられたらＯＫ！
45度

check 5

背中で両手を組み、引き上げる

背中側で両手を組み、両腕をまっすぐ伸ばしたまま引き上げる。背すじや腕を曲げずに、45度以上引き上げる。

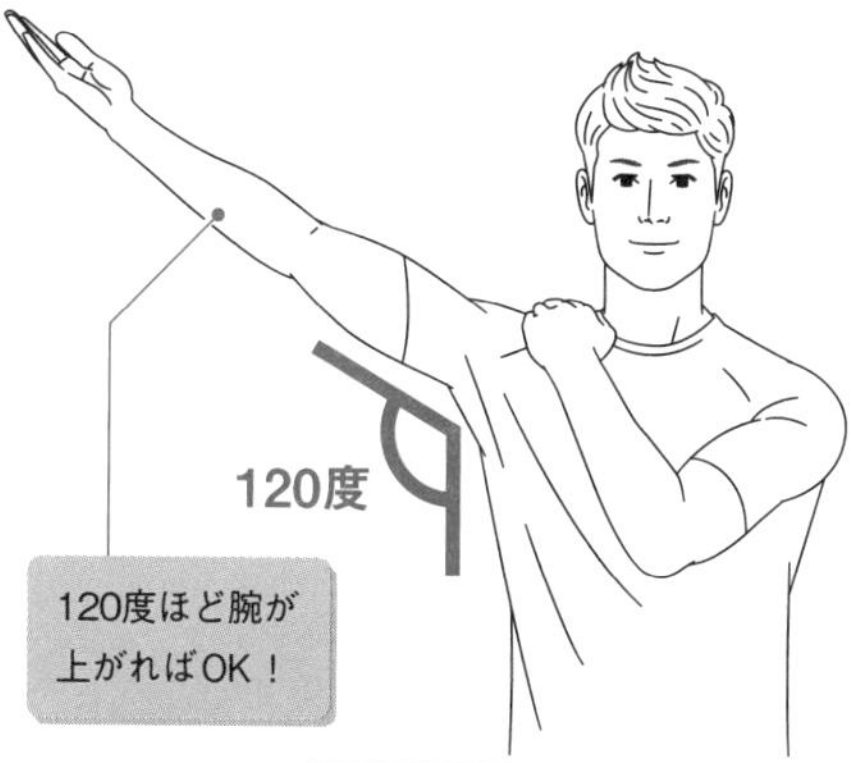
120度
120度ほど腕が上がればOK！

check 4

肩を押さえて腕を上げる

左手を右側の肩甲骨の出っ張りに置き、体の真横で右の手のひらを上に向けて腕を120度ほど上げる。反対側の腕もチェック。

あなたの肩甲骨の状態は……

＼「いくつできたか」でガチガチ度を判断! ／

全てできた人は
ガチガチ度 0%
肩甲骨が柔軟に動いています。この良好な状態をキープするためにも、肩甲骨はがしを日常にとり入れましょう。

3～4つ できた人は
ガチガチ度 50%
肩甲骨は動いていますが、姿勢が崩れるとガチガチに。それを阻止するためにも、肩甲骨はがしでコリを遠ざけましょう。

1～2つ できた人は
ガチガチ度 80%
肩甲骨まわりがかたまり、動きづらくなっています。肩甲骨はがしで肩甲骨周辺の筋肉をほぐしていきましょう。

1つも できなかった人は
ガチガチ度 100%
肩甲骨のガチガチ度が深刻な状態。すぐに姿勢を正すことから始め、肩甲骨はがしで肩まわりをほぐしましょう。

目次

第2章 ガチガチの肩甲骨をはがす 5つの神エクササイズ

目次

第4章 肩甲骨をずらさない生活習慣

目次

第5章

丈夫な骨を手に入れて未来への健康投資をしよう

※本書で紹介しているエクササイズなどは、あくまでもご自身の判断にて行うようお願い致します。持病・体調に不安がある方は、予めかかりつけ医にご相談ください。本書の内容の実践による事故、クレーム等は当社ではお受けできません。

第1章

肩甲骨はがしこそ不調改善の最大のカギ

肩甲骨のゆがみやズレが、首や肩などのコリ、痛みを慢性化させる元凶になります。理学療法に基づいたエクササイズで悪循環の根を断ちましょう。

首・肩コリの正体はガチガチの肩甲骨だった！

不調のサイクルを肩甲骨から断つ

しつこい首や肩のコリ、痛みを引き起こしている原因は、首が前に出てしまうなどの悪い姿勢や運動不足、心身のストレスなど複数の要因が考えられます。特に猫背などの前かがみになる姿勢がクセになっていたり、運動する習慣がなかったりすると、筋肉がこわばって、次第に首や肩などがガチガチにかたまってしまいます。

そんな**首や肩にトラブルを抱える人たちに共通しているのが、「肩甲骨がかたまり、正しい位置からズレている」ことです**。肩甲骨は肩や腕など17種類もの筋肉で繋がっており、いわば上半身の機能を支える要。肩甲骨の不調は肩だけでなく、連動する筋肉や関節にも連鎖し、大きな負荷をかけ続けます。**ズレてガチガチになった肩甲骨が、首や肩まわりのコリや痛みに拍車をかけ、症状をこじらせる元凶になっているといえるのです**。

しかし、肩甲骨のズレや違和感を自覚できることはまれで、単に「首や肩のコリ」ととらえられています。そこで本書では、自宅で簡単にできるエクササイズなどを通じて肩甲骨に直接アプローチし、首や肩まわりの不調を解消していきます。

動きが悪くなった肩甲骨がコリを悪化させる

悪い姿勢によってかたまった肩甲骨は、連動する筋肉のコリや痛みを増幅させて、さらなる症状の悪化と慢性化をもたらします。

首や肩のコリはこうして起きている

前かがみの姿勢をずっと続けている

首や肩の筋肉に偏った緊張を与えている。

＋

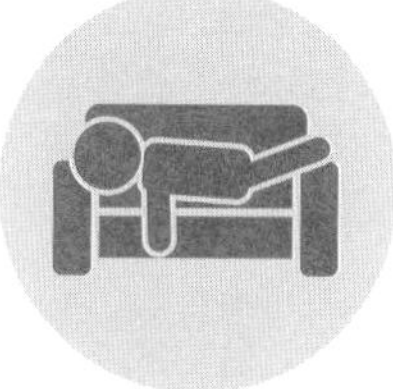

運動する習慣がない

筋肉が柔軟性を失ってかたまってくる。

＝

肩甲骨がズレてかたまる

首や肩の周囲のこわばった筋肉が原因で、肩甲骨の位置がズレてコリが発生する。

かたまった肩甲骨が首や肩、背中などのコリや痛みをさらにひどくする

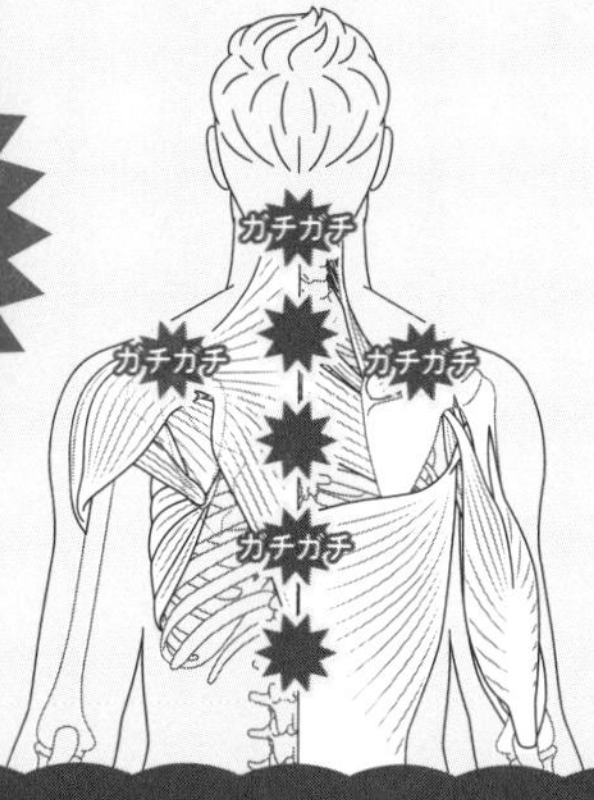

筋肉の柔軟性をとり戻し肩甲骨を正しい位置に!

前かがみの姿勢が肩甲骨の動きを悪くしている!?

肩甲骨のズレは前かがみの姿勢が原因

そもそも、なぜ肩甲骨の位置がズレたり、かたまったりしてしまうのでしょうか。その原因は猫背などの前かがみの姿勢にあります。

人間の頭の重さは体重のおよそ10％といわれています。この重さを主に支えているのが首の骨で、前方へのしなりと背骨全体のS字カーブの形状により、頭と首の絶妙な位置関係やバランスを保っています。ところが、**前かがみの姿勢によって頭が前方へ傾いた状態が続くと、重みで首のカーブが伸びてしまい、本来の役割を果たせなくなるのです**。すると、頭を支えている首や肩甲骨まわりの筋肉には、それまでにない大きな負荷がかかり、コリや痛みを発症します。

さらに、前かがみの姿勢がクセになると、肩や腕が前へ出たフォルムになり、肩甲骨も前へせり出すように外側へ引っ張られます。このゆがんだ姿勢が、胸側は縮んだまま、背中側は伸びたままという筋肉のアンバランスを生むことに。**その結果、周囲の筋肉がかたまって首や肩がこわばり、肩甲骨はズレたままガチガチの状態になります**。悪い姿勢を長く続けていると、首や肩へのダメージが蓄積され、次第にコリも悪化、慢性化していきます。

前かがみの姿勢を長時間続けていることが多い現代人

スマートフォンやパソコンの操作、デスクワーク、料理や掃除などで無意識にしている前かがみの姿勢が、肩甲骨のズレに繋がります。

前かがみになればなるほど首に負荷をかけている

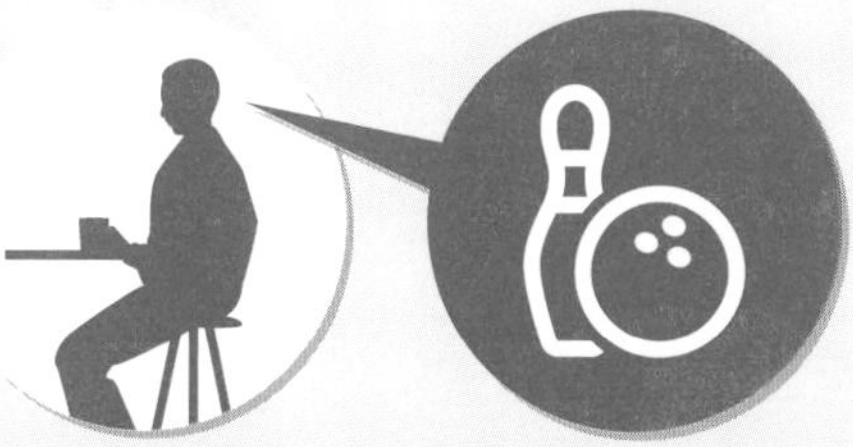

頭の重さはボウリングの球1個分に匹敵!

人間の頭の重量は体重のおよそ10%。体重が64kgなら約6.4kgになり、ボウリングの球でいえば14ポンド（約6.35kg）に匹敵する重量!

前かがみの姿勢が肩甲骨をガチガチに!

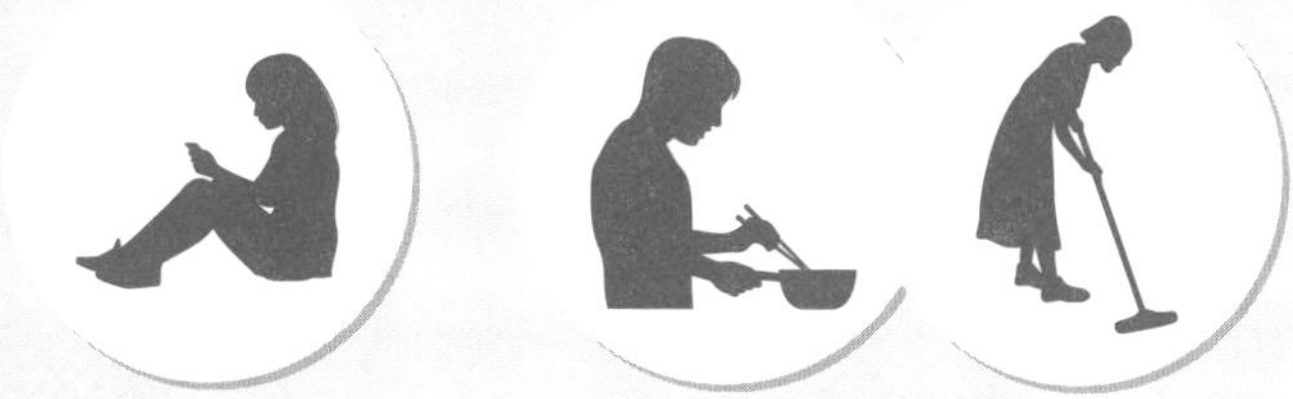

暇さえあればスマートフォンやタブレット端末を見ている

家事の時間も、うつむきがちな姿勢が多い

など

前かがみの姿勢が続くと、首や肩まわりの筋肉がコリかたまるため、連動する肩甲骨もしなやかさを失ってガチガチに

↓

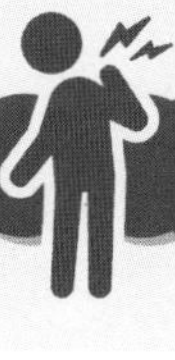

首や肩のコリをこじらせてしまう!

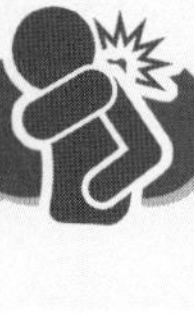

「肩甲骨」ってそもそもどんな骨？

「上半身の骨盤」と呼ばれる重要部位

　肩甲骨と聞いて、皆さんはどこにある骨で、どのような役割を担っているかご存じでしょうか。肩の下、背中の上のほうにある左右一対の大きな骨を肩甲骨といい、逆三角形の平たい形状をしています。その見た目から、「天使の羽」と呼ばれたりすることも。

　そんな肩甲骨ですが、骨格の中でも特殊な構造をしています。肩甲骨と胴体は直接繋がっておらず、接点があるのは鎖骨の両端にある肩鎖《けんさ》関節のみ。肋骨の上に浮いているような状態にあります。では、どうやってこの位置をキープできているかというと、「僧帽筋《そうぼうきん》」や「上腕二頭筋」、「大胸筋」といった上半身の主な筋肉の働きによるもの。関連のある17種類の筋肉については後ほど解説しますが、**縦横から伸びる大小様々な筋肉と連動しながら肩や腕の上げ下げに回す動き、広い可動域を確保。さらに背中の肋骨の上を滑るように自由かつ柔軟に移動することで、腕の複雑で立体的な動きもサポートしているのです。**

　下半身を支える骨盤とも大きな関わりがあり（P.28～29参照）、体全体を支える土台としての役割も果たす、重要な骨の1つと覚えておきましょう。

自由自在に動く柔軟な肩甲骨

肩甲骨と胴体を繋ぐのは肩鎖関節のみ。背中側の肋骨の上に浮いた状態が、肩甲骨の可動域の広さやスムーズで自由な動きを可能にします。

上から見た肩甲骨

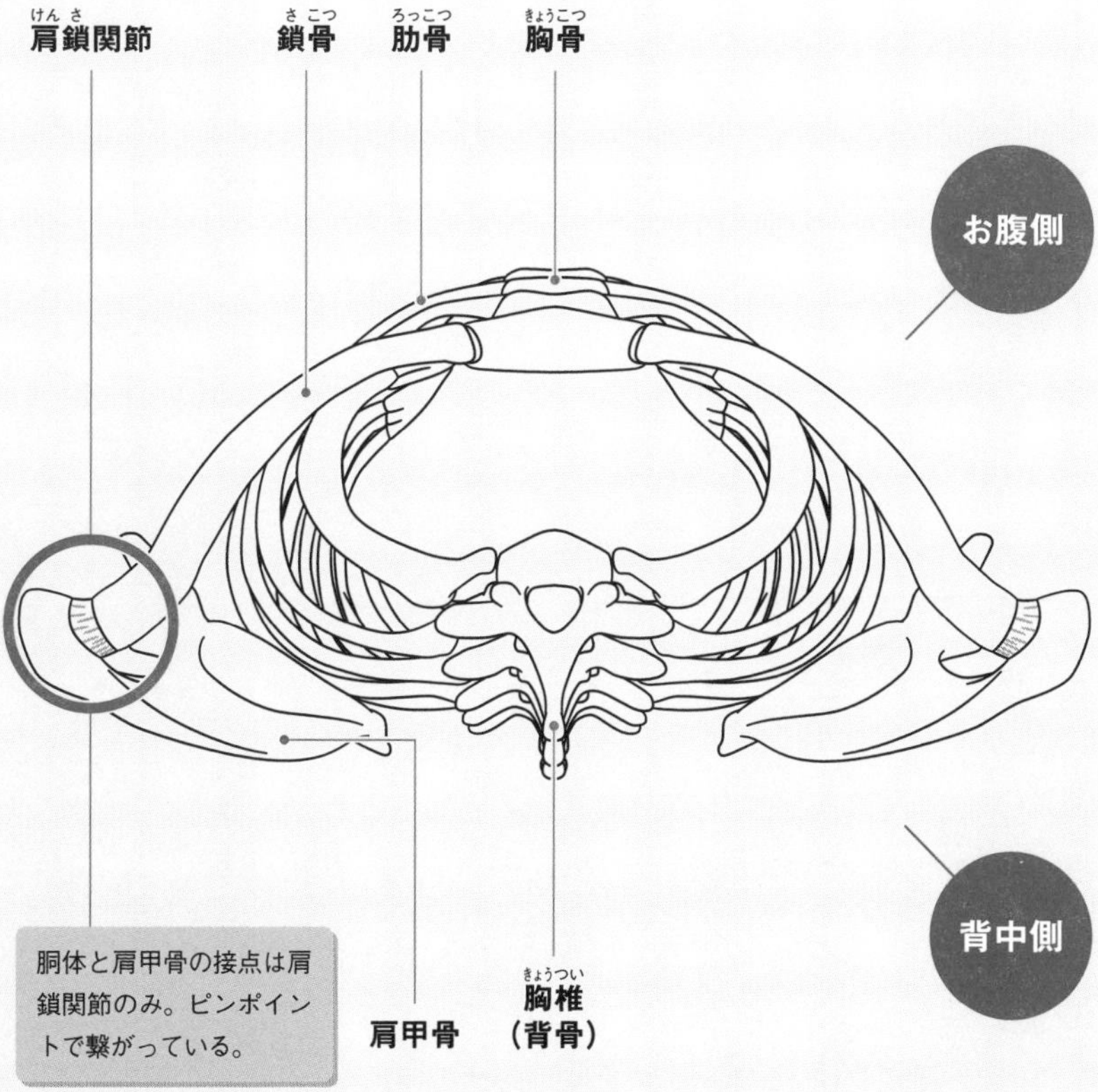
肩鎖《けんさ》関節
鎖骨《さこつ》
肋骨《ろっこつ》
胸骨《きょうこつ》
お腹側
背中側
胴体と肩甲骨の接点は肩鎖関節のみ。ピンポイントで繋がっている。
肩甲骨
胸椎《きょうつい》（背骨）

広い領域をしなやかに、自在に動ける肩甲骨だからこそ、肩や腕の様々な動きをサポートできます。体のバランス維持にも関わる重要部位です。

肩甲骨は17の筋肉と連動している

密な繋がりが不調の連鎖を招く

肩甲骨は首や肩などから繋がる17種類の筋肉で支えられています。ここでは、その筋肉についてご紹介します。

　肩甲骨周辺にある主な筋肉は、首から背中を広く覆い、肩を上げるなどの動きに関与するほか、肩甲骨を固定する役割も担う「僧帽筋」をはじめ、肩甲骨を内側へ引き寄せる動作や肩甲骨とともに肩や腕の上げ下げなどに関わる大・小の「菱形筋《りょうけいきん》」や「肩甲挙筋《けんこうきょきん》」など。胸側の筋肉は、腕を突き出すときに肩甲骨を前方へ動かす「前鋸筋《ぜんきょきん》」、肩甲骨のバランスをとる「小胸筋《しょうきょうきん》」などがあります。背中の大部分を占める「広背筋《こうはいきん》」は、肩甲骨の下側に繋がる筋肉で、肩甲骨を下げたり寄せたりします。「肩甲下筋《けんこうかきん》」は肩甲骨の肋骨側に位置し、肩甲骨が外れないように安定させる役割を果たします。

　このように、**肩甲骨は多くの筋肉と繋がることで多様な動きをもたらしますが、不調の連鎖を起こすデメリットもあります**。どこかの筋肉に何かしらの不具合が生じれば、肩甲骨へすぐに不調が伝わり、その影響が今度は別の筋肉へと逆連鎖。結果、広範囲にダメージを及ぼす悪循環に陥ってしまうのです。

肩甲骨を支えている17種類の筋肉を知ろう

肩甲骨は下のイラストにある17種類の筋肉によって支えられ、それぞれの働きと連動することで、首や背中、腕などの多彩な動きをサポートします。

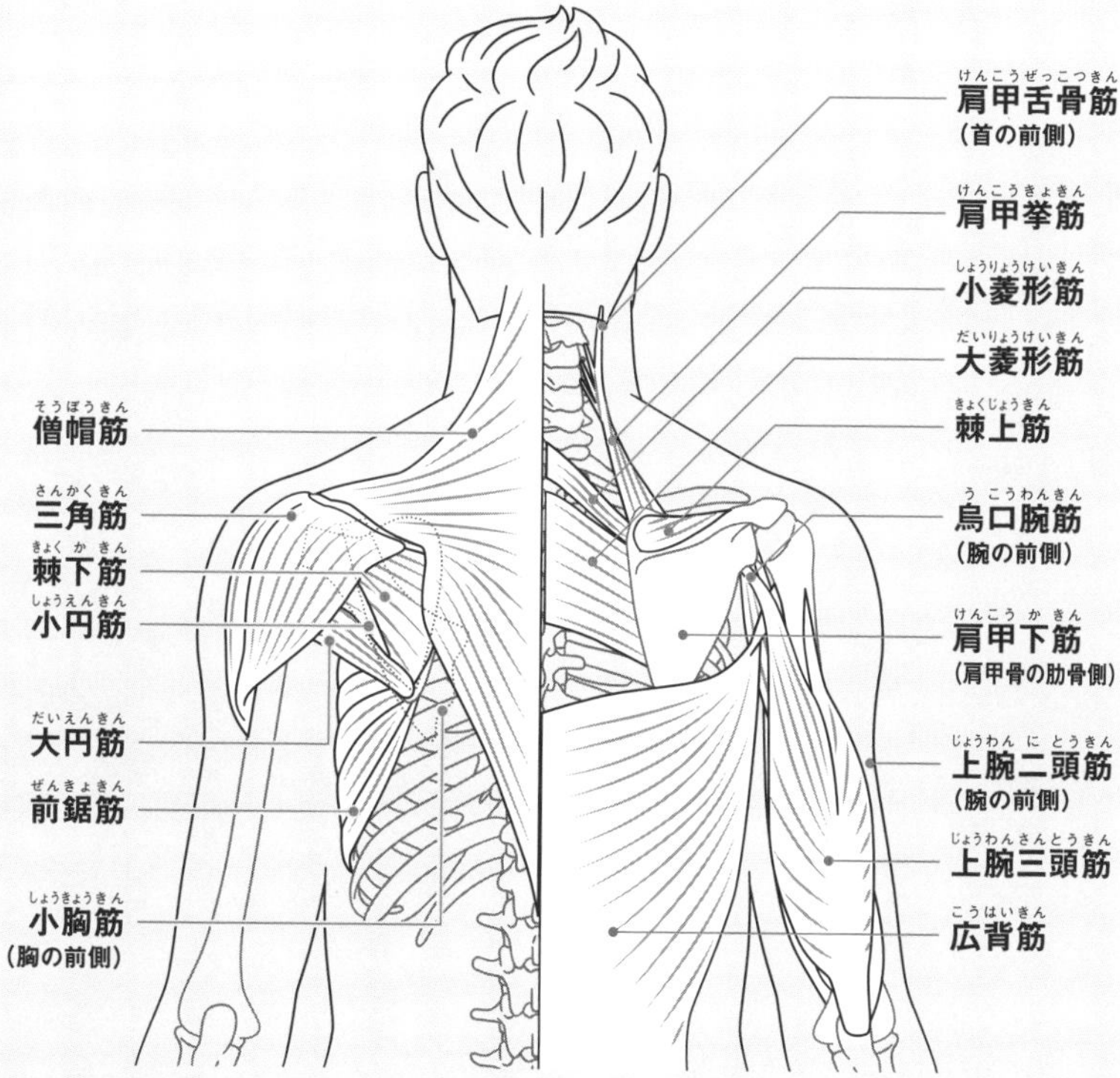
僧帽筋《そうぼうきん》
三角筋《さんかくきん》
棘下筋《きょくかきん》
小円筋《しょうえんきん》
大円筋《だいえんきん》
前鋸筋《ぜんきょきん》
小胸筋《しょうきょうきん》
（胸の前側）
肩甲舌骨筋《けんこうぜっこつきん》
（首の前側）
肩甲挙筋《けんこうきょきん》
小菱形筋《しょうりょうけいきん》
大菱形筋《だいりょうけいきん》
棘上筋《きょくじょうきん》
烏口腕筋《うこうわんきん》
（腕の前側）
肩甲下筋《けんこうかきん》
（肩甲骨の肋骨側）
上腕二頭筋《じょうわんにとうきん》
（腕の前側）
上腕三頭筋《じょうわんさんとうきん》
広背筋《こうはいきん》

悪い姿勢や運動不足で、肩甲骨を支える筋肉にこわばりが生じる

↓

肩甲骨の動きが悪くなる

↓

肩甲骨の不調が筋肉へ逆連鎖し、さらなる症状の悪化へ

健康な肩甲骨は6方向に動く

肩甲骨の動きが全身に影響

先にお伝えした通り、肩甲骨はほかの骨との接点が少なく、宙に浮くような形で様々な筋肉に支えられているのが特徴。この特殊な構造により、左記にある6方向への多様な動きを可能にしています。さらに、肩甲骨の動きに肩関節が連動することで腕の動作がスムーズに行われ、立体的に動かせるのです。

- **肩を上げる、すくめる「挙上《きょじょう》」**
- **上げた肩を下げる「下制《かせい》」**
- **背中を開く、腕を前に出す「外転《がいてん》」**
- **胸を張る、肩甲骨を寄せる「内転《ないてん》」**
- **腕を横から上げる「上方回旋《じょうほうかいせん》」**
- **上げた腕を下ろす「下方回旋《かほうかいせん》」**

本来であれば、このように肩甲骨は6方向への動きが可能ですが、いずれかの状態が続いていたり、できない動きがあったりする場合は、肩甲骨に不調が発生しています。例えば、背中が丸くなった猫背などの悪い姿勢は、肩甲骨が外転した状態になっています。また、腕を上げる動きで痛みが出る場合は、四十肩・五十肩の疑いがあります。

肩甲骨は全身の動作や健康にも関わってくる重要な部位なので、筋肉がコリかたまらないよう日頃から意識することが大切です。

肩甲骨の動きと働きを知ろう!

肩甲骨は6方向に動き、肩や腕、背中の動作をフォローします。肩甲骨の状態が悪いと、うまく動かせなくなります。

肩甲骨の動きはこの6つ

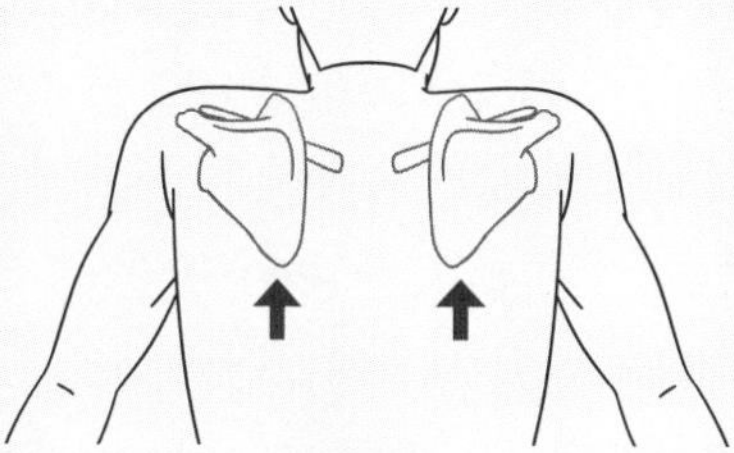

挙上
肩を上げる(肩をすくめる)

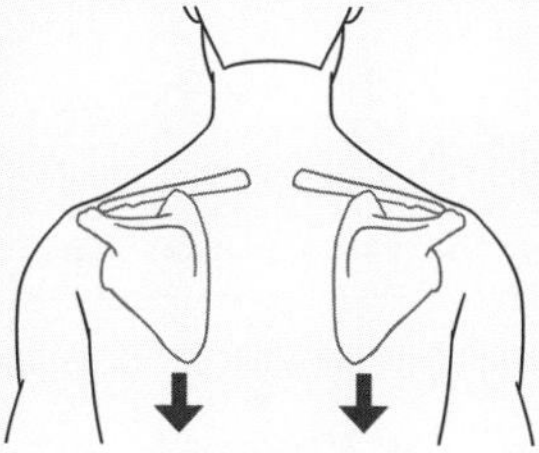

下制
肩を下げる

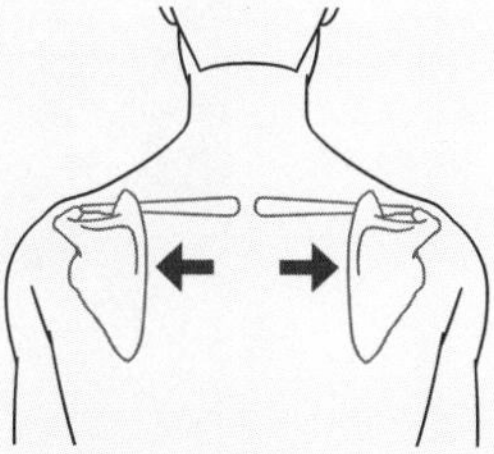

外転
肩甲骨の間を広げる(肩を前に出す)

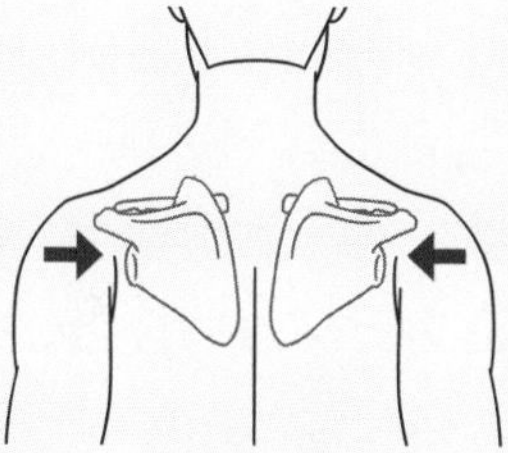

内転
肩甲骨の間を寄せる(肩を後ろに引く)

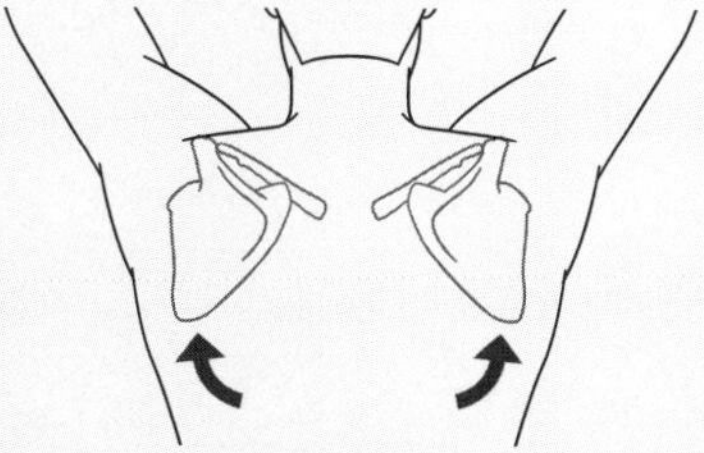

上方回旋
腕を横から上げる(バンザイをする)

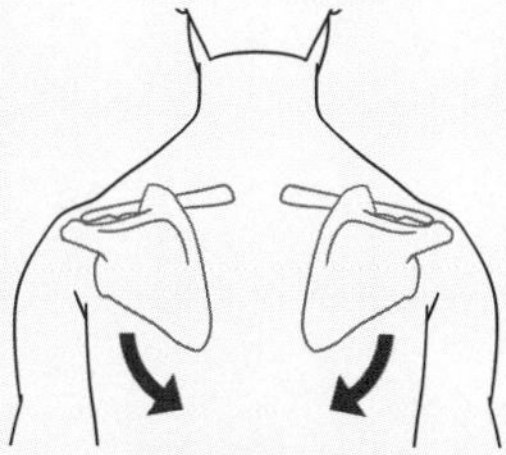

下方回旋
上げた腕を下ろす(背中に手を回す)

肩甲骨がスムーズに動けば全てのコリは解消できる！

肩甲骨の不調は全身に影響する

ここまで紹介してきたように、肩甲骨と周囲の筋肉は、緊密に連動するいわば一心同体の関係。好調も不調もすぐに連鎖します。つまり、**肩甲骨を正しい位置へ戻してこわばりを解消してあげれば、関連する筋肉にも好影響を与えることになるのです**。

また、影響は首や肩だけに限らず、腰にも及びます。これは肩甲骨と腰を支える骨盤が連動しているためです。一例を挙げれば、背中が丸くなって肩甲骨が外転や下方回旋していると、腰の骨も丸くなって骨盤が後ろに傾いてしまいます。このように、肩甲骨のトラブルは骨盤に伝わりやすく、それが腰痛をはじめとする腰の不快な症状となって現れてしまうのです。

その逆もしかりで、**骨盤の不調は肩甲骨に影響を与えるため、骨盤を整えることが肩甲骨の不調の改善にも繋がります**。仮にイスに座ったとき、傾きがちな骨盤を意識して立ててみてください。連動して肩甲骨の位置が整い、上半身がすっと伸びるはずです。

様々な不調を抱えないためにも、肩甲骨や連動する骨盤のケアを怠らないようにしましょう。

肩甲骨が本来の位置に戻れば全身の不調が改善!

肩甲骨は下半身とも連動しているため、肩甲骨の不調が全身に影響することも。肩甲骨が整えば、体全体の不調が改善していきます。

肩甲骨と骨盤の関係を知ろう!

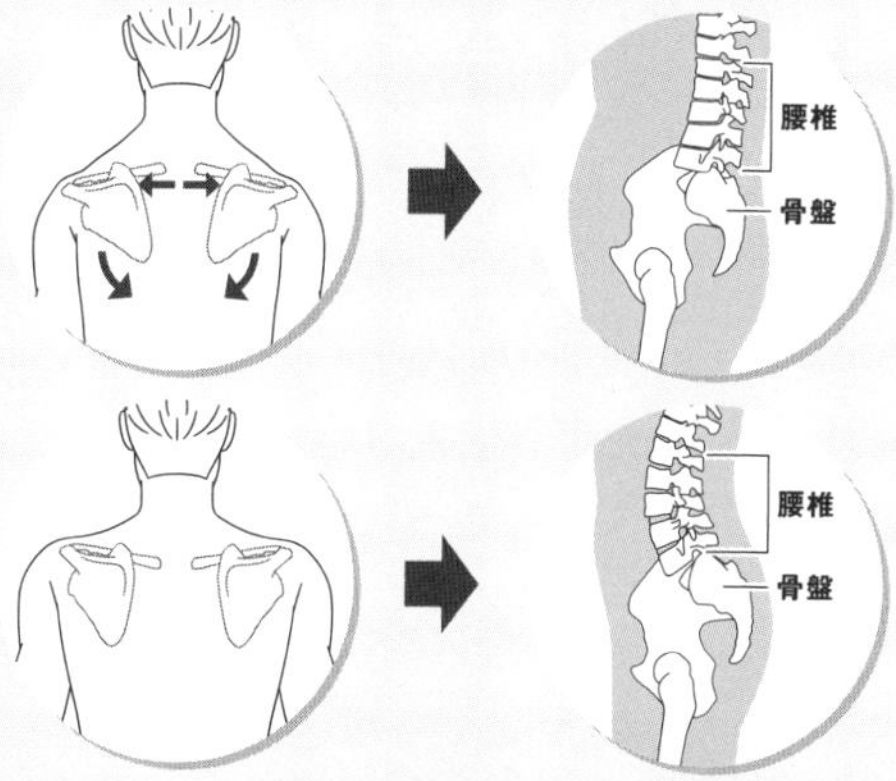

肩甲骨が外転・下方回旋しているとき → 腰椎《ようつい》(腰骨)が丸くなり骨盤が後に傾く

肩甲骨が正しい位置にあるとき → 腰椎(腰骨)が前弯《ぜんわん》すると骨盤が正しい位置に

肩甲骨と骨盤は連動しているので、肩甲骨の不調は腰や下半身にも及ぶ!

肩甲骨が正しい位置に戻れば全てが整う!

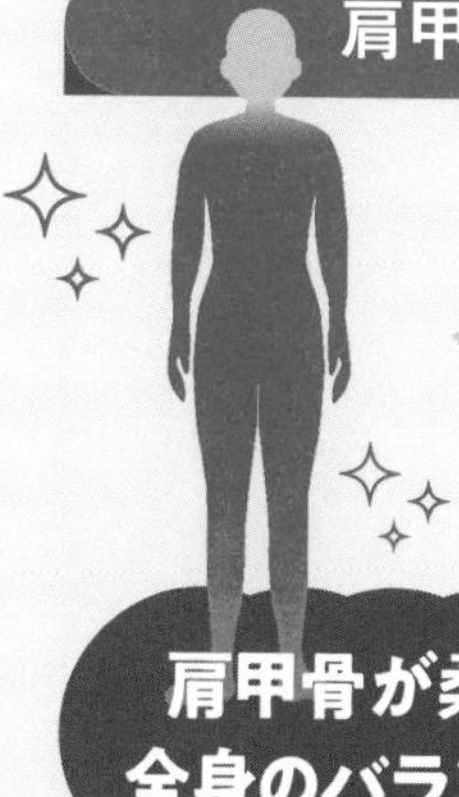

肩甲骨は肩や腕のほか、胸や腰の筋肉とも連動しています。そのため、肩甲骨を本来の位置に戻すと、全身のバランスが整うのです。

肩甲骨が柔軟に動いて正しい位置に戻れば、全身のバランスが整ってコリや痛みも改善される!

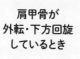

肩甲骨+体の不調に合わせたエクササイズを実践しよう！

エクササイズ本来のメリットもプラス

私は大学で理学療法の教鞭をとりながら、地域の人たちへの健康指導も行ってきました。現場で実感するのは、多くの人が体の不調を抱えるなか、特に首や肩など、肩甲骨絡みのトラブルに悩む人が多いことです。

そこで本書では、ズレてかたまった肩甲骨の機能をとり戻すための「肩甲骨はがし」のエクササイズをメインとしつつ、それに加えて「腰痛」や「腕・手の痛みやしびれ」などに効果的な「症状別エクササイズ（P.66〜83参照）も紹介しています。

もともとエクササイズは、健康増進・維持の観点から推奨されるもの。運動強度が低いものであれば、年齢や性別を問わず、気軽に実践できます。エクササイズがもたらす主なメリットに、次の3つが挙げられます。

まず**1つめが、体を動かすことで体力や筋力の維持・向上、運動能力のアップに繋がります。2つめは筋肉がしなやかになることで血行が促進され、様々な体の不調を改善。次第に体内環境が整い、免疫力もアップします。3つめが柔軟でよく動く筋肉が正しい姿勢や体の動きを定着させるため、各部位への負荷が減って肩コリや腰痛などが解消されます。**

肩コリや腰痛などの不調を撃退しよう!

下のグラフを見ると、男女ともに肩コリや腰痛を感じている人が目立ちます。こうした不快な症状の緩和には、エクササイズがおすすめです。

体の不調の悩みを抱えている現代人
（病気やけがなどの自覚症状がある人の上位5症状）

男性

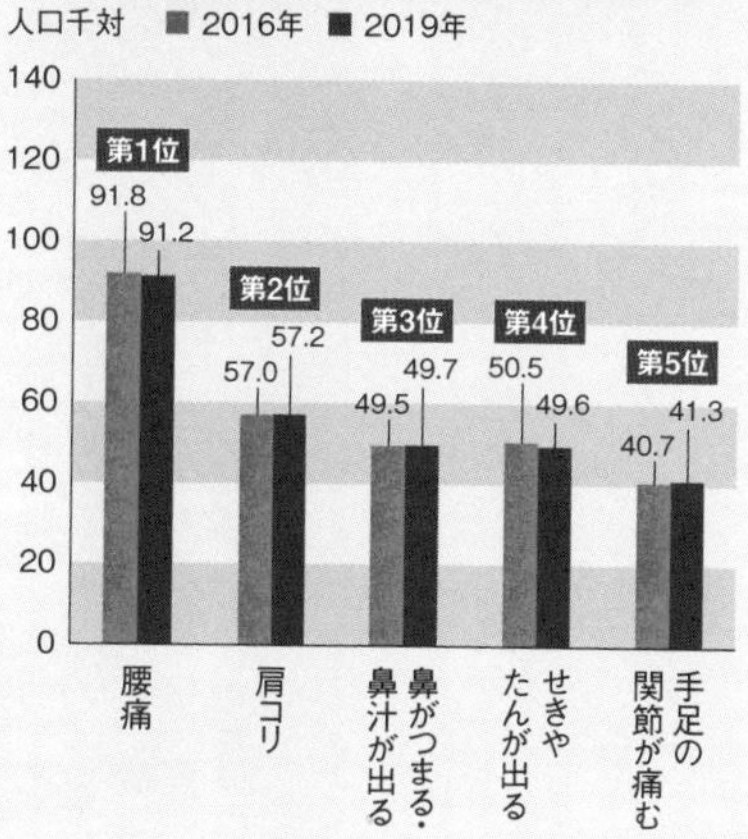
人口千対
2016年
2019年
140
120
100
80
60
40
20
0
第1位
91.8
91.2
第2位
57.0
57.2
第3位
49.5
49.7
第4位
50.5
49.6
第5位
40.7
41.3
腰痛
肩コリ
鼻がつまる・鼻汁が出る
せきやたんが出る
手足の関節が痛む

女性

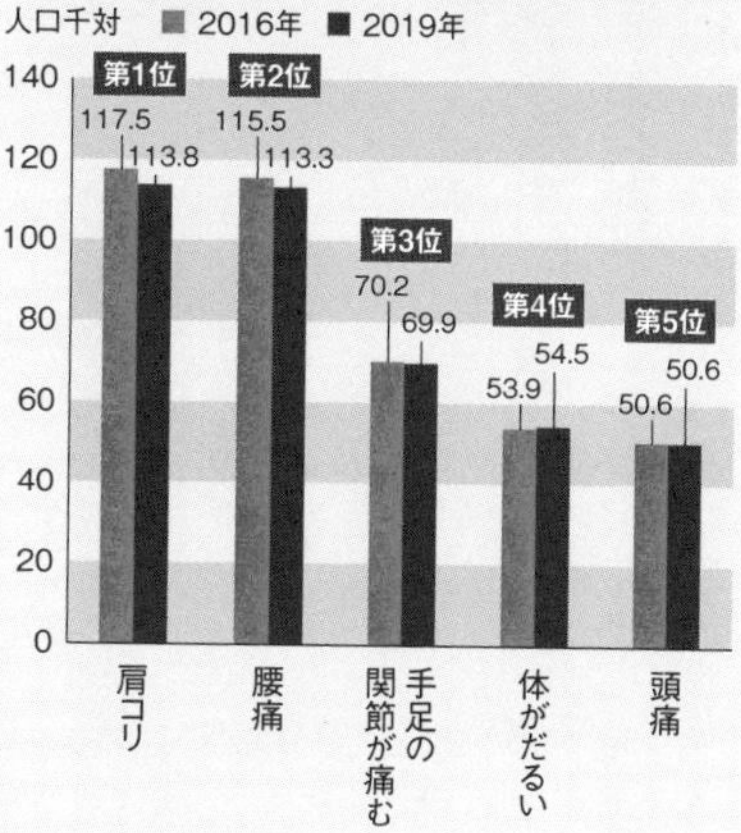
人口千対
2016年
2019年
140
120
100
80
60
40
20
0
第1位
117.5
113.8
第2位
115.5
113.3
第3位
70.2
69.9
第4位
53.9
54.5
第5位
50.6
50.6
肩コリ
腰痛
手足の関節が痛む
体がだるい
頭痛

※病気やけがなどの自覚症状がある人を「有訴者」といい、グラフは人口1000人あたりの有訴者数をデータ化したもの。
出典：厚生労働省2019年「国民生活基礎調査」の「性・年齢階級別にみた有訴者率（人口千対）」をもとに作成、一部改変。

エクササイズで得られる主なメリット

メリット 1

体力や筋力が維持でき運動能力が上がる

運動によって体を動かすことで、体力や筋力の維持・向上がはかられ、それに従って運動能力も高めることができます。

メリット 2

血液の循環が促進されて免疫力が上がる

筋肉がほぐれることで血流を促進。免疫に理想的な体温維持も可能となり、免疫力がアップしてウイルス対策もできます。

メリット 3

症状の改善効果に加え予防効果にもなる!

筋肉が機能すると正しい姿勢が定着。悪い姿勢の負荷軽減が、コリや痛みの改善に繋がると同時に予防効果も発揮します。

よい姿勢が身につけば肩甲骨を正しい位置にキープできる

肩甲骨と抗重力筋の関係にも注目

エクササイズによって肩甲骨の位置を正し、柔軟性をとり戻そうとしても、不調の原因となった姿勢が悪いままでは状況の改善は望めません。運動と同時に正しい姿勢を身につけることで、肩甲骨の正常な機能が保てるようにしましょう。

姿勢を正すうえで知っておきたいのが抗重力筋です。抗重力筋とは、重力に対抗して体を支えるために働く、首や背中、お腹まわりの筋肉のこと。これらの筋肉が互いにバランスをとり合うことで、私たちの立位や座位の姿勢が保持されているのです。

とりわけ僧帽筋など背中側の抗重力筋は、肩甲骨と密接な関係にあり、首や肩まわりの好不調にも関わります。さらに、肩甲骨が姿勢の維持に一定の役割を果たしていることからも、その深い繋がりがわかります。

実践的に姿勢を正すノウハウも積極的に利用したいものです。本書ではタオルを利用した尻枕や腰枕などを紹介しています。いずれもわずかな時間と手間で姿勢の矯正効果が期待できますので、ぜひ試してみてください。肩甲骨を正しい位置に保つため、生活の中でできる工夫をしていきましょう。

姿勢への意識を高めて効果的な工夫を実践

日常の姿勢が乱れていては、いくら運動をしても効果は望めません。姿勢への自覚を高め、姿勢の維持に努めましょう。

姿勢を保つために欠かせない抗重力筋

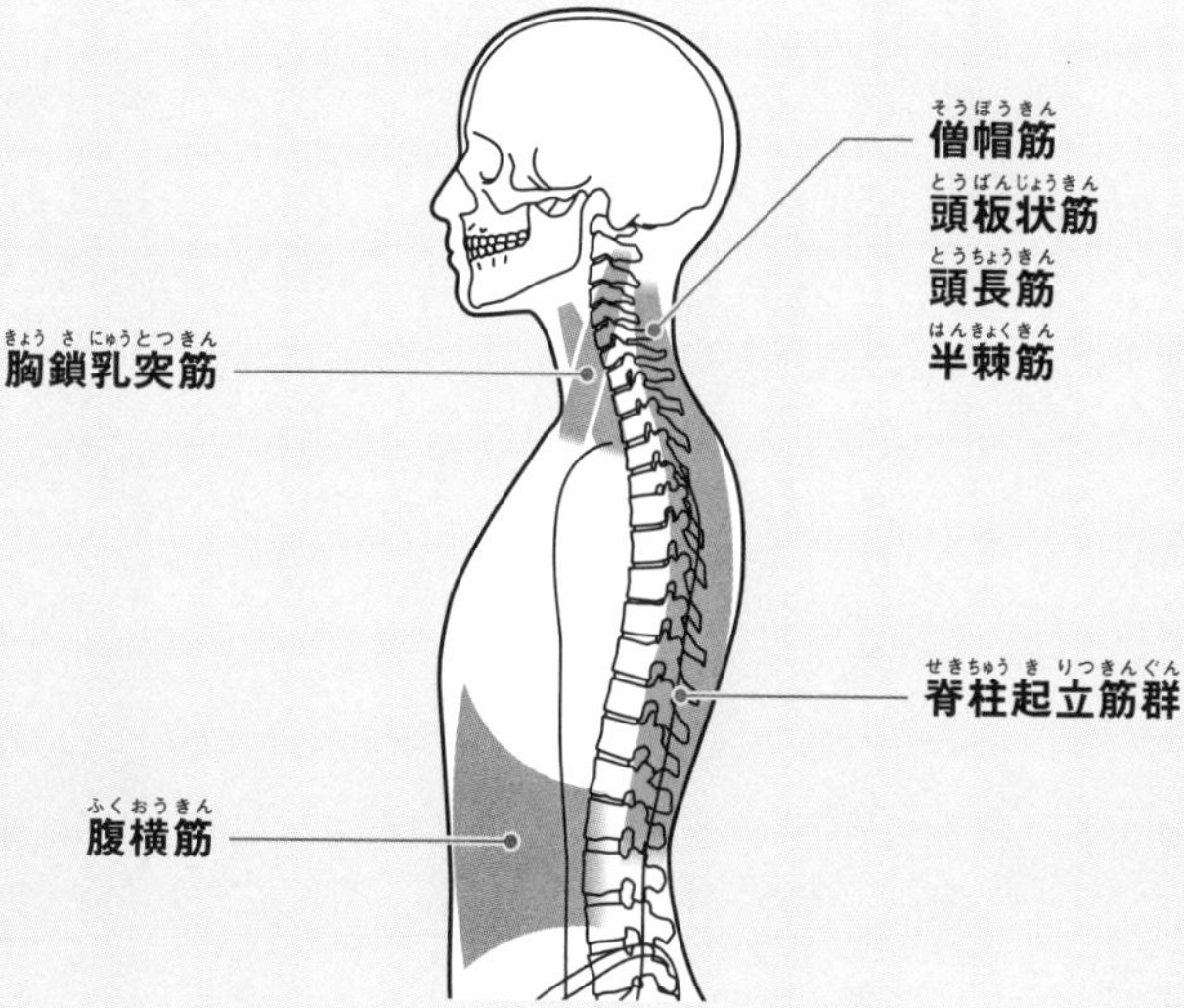
僧帽筋《そうぼうきん》
頭板状筋《とうばんじょうきん》
頭長筋《とうちょうきん》
半棘筋《はんきょくきん》
胸鎖乳突筋《きょうさにゅうとつきん》
脊柱起立筋群《せきちゅうきりつきんぐん》
腹横筋《ふくおうきん》

身近なアイテムで姿勢を維持する

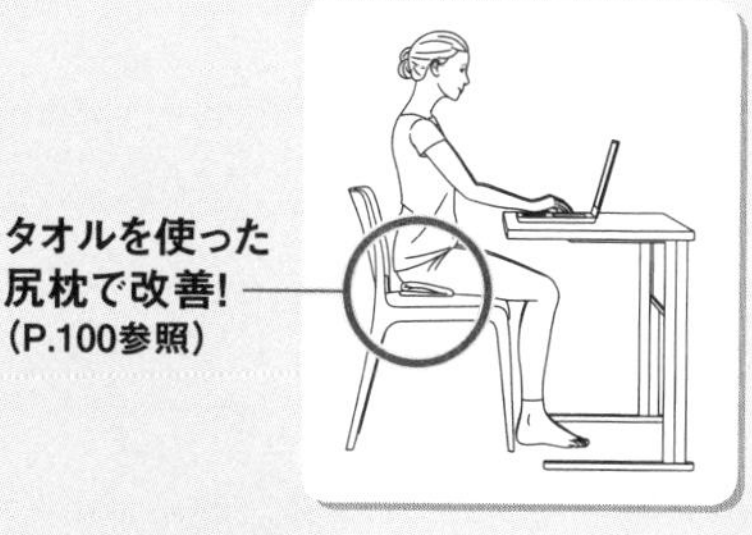
タオルを使った
尻枕で改善!
(P.100参照)

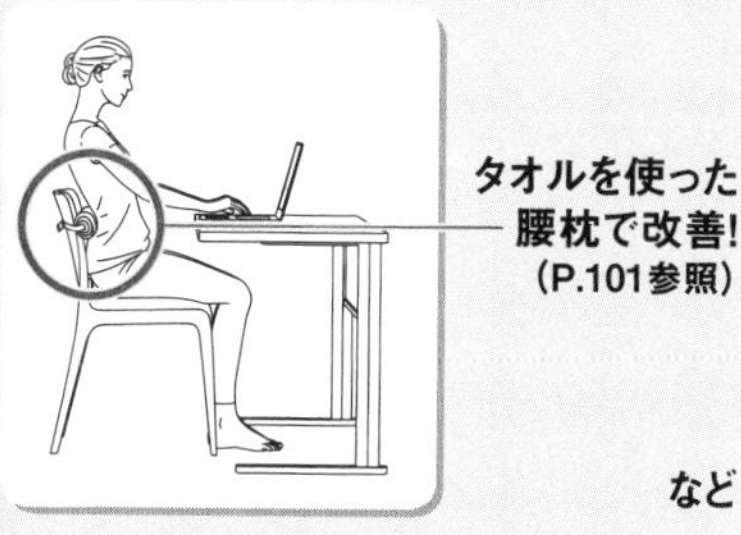
タオルを使った
腰枕で改善!
(P.101参照)

など

**／ 姿勢が崩れないように意識する&工夫をとり入れて ＼
正しい姿勢を習慣づけよう!**

体幹を鍛えて肩甲骨を正しい位置にキープ！

姿勢が正しければ肩甲骨も定位置に

肩甲骨が正しい位置にあって、その周辺にある筋肉の柔軟性が保たれていれば、首や肩のコリ、痛みなどを招くリスクが低くなるのは、これまでの解説で理解いただけたと思います。ただし、**大切なのは肩甲骨が良好な状態をいかに維持し続けるかどうか。そこで重要なのが、体幹を鍛えることです。**

体幹というと、腹筋まわりや胴まわりをイメージする人が多いと思いますが、それだけではありません。手と足を除いた首から下の胴体部分全体を指します。読んで字の如く「幹」として体を支えており、肩甲骨の位置をキープするうえでも重要な役割を担っています。**体幹を鍛えることで筋肉のバランスが整い、体全体の安定性が高まります。これによって姿勢の維持はもちろん、動作のパフォーマンス向上、筋力アップによる体の引き締め効果など、様々な恩恵がもたらされます。**

本書では、第2章で紹介する肩甲骨はがしの「5つの神エクササイズ」に加え、週に2〜3回の「体幹を鍛えるエクササイズ」(P.58〜61参照)を推奨しています。この2つを実践することで、肩甲骨を正常な位置にキープでき、正しい姿勢も保てるでしょう。

体幹を鍛えるだけで得られるメリット

体幹を鍛えることで筋肉のバランスが整い、姿勢がよくなる、体が引き締まるなど、様々な効果が期待できます。

体幹ってどこの部分?

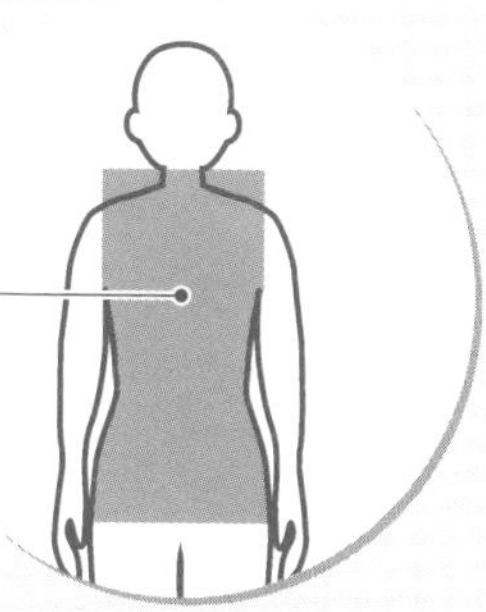

首から下で、手・足を除いた胴体部分のこと。

体幹とは頭部と手、足を除いた胴体部分のこと。肩や胸、背中、お腹まわり、腰まわりを指し、姿勢の維持などに重要な役割を果たしている部位です。

体幹が肩甲骨に与える影響とは?

体幹がしっかりしていれば、正しい姿勢を保つことが容易となり、肩甲骨本来の位置も維持しやすくなります。

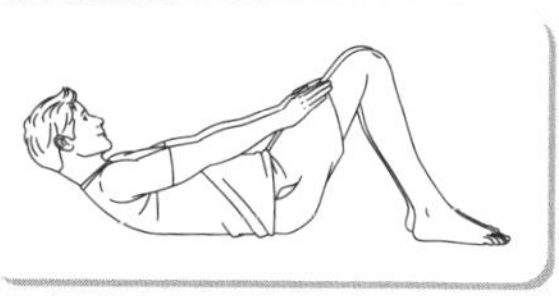

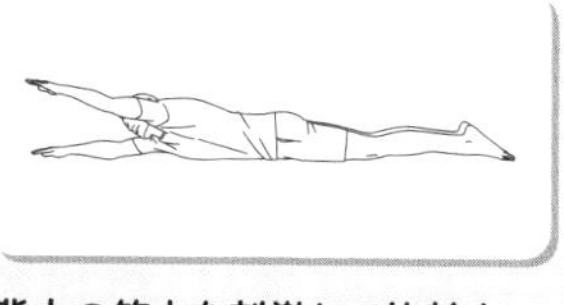

お腹や背中の筋力を刺激して体幹を鍛えることで、正しい姿勢を維持するために必要な筋肉がつく。

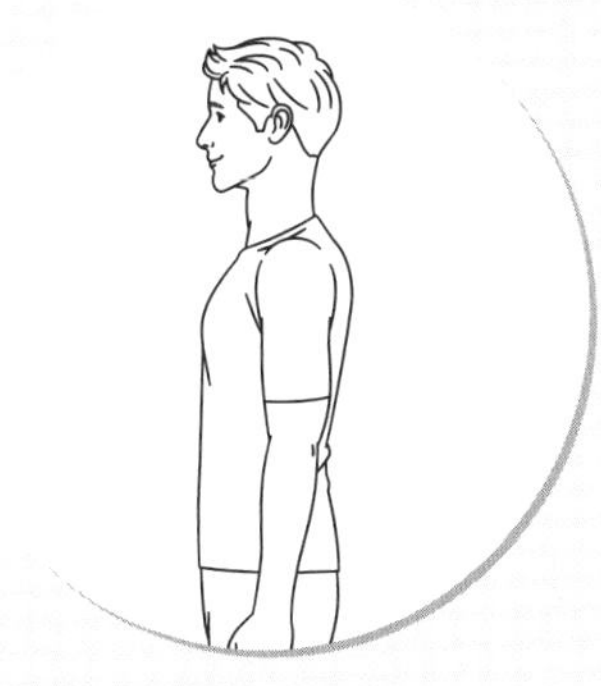

正しい姿勢を維持することで肩甲骨の位置もキープできる!

骨密度が上がると肩甲骨はがしの効果がアップ

適度な負荷が骨を強くする

肩甲骨が柔軟に動く条件は、よい姿勢を保つことです。そのために必要なのは、「しなやかな筋肉」と「強い骨」。ここまで、筋肉を刺激する有用性を紹介してきましたが、**正しい姿勢の土台づくりには、骨密度《こつみつど》を上げて骨を強くすることも重要になってきます**。

骨は常に新陳代謝を繰り返しており、古い骨を破骨《はこつ》細胞が壊し、骨芽《こつが》細胞が同じ量の新しい骨を生成します。このサイクルを「骨代謝」といい、若い人だと3年程度でつくり替えられます。**ところが骨の強度を示す骨密度は、男女ともに30〜40代をピークに減少。骨密度が下がると骨がもろくなり、折れやすくなってしまいます**。なかでも背骨の場合、痛みの程度が軽く、骨折に気づかないことがよくあります。治療が遅れ、曲がったままくっついてしまい、最終的に骨が変形。その結果、背中が丸まって前かがみの姿勢になり、肩甲骨の位置がズレてしまうのです。

骨は負荷がかかるほど、骨芽細胞の働きが活発になります。運動はもちろん、散歩や階段の上り下りでも骨を刺激できますので、日常的に体を動かすことを意識しながら、骨を強化させる対策をとり入れましょう。

骨の強さは体全体に大きな影響を与える

強い筋肉と骨をつくることは、よい姿勢をキープするベースになります。特に骨は体を支える礎《いしずえ》。もろくならないよう、運動や食事でケアしましょう。

骨代謝が骨の強度を保つ！

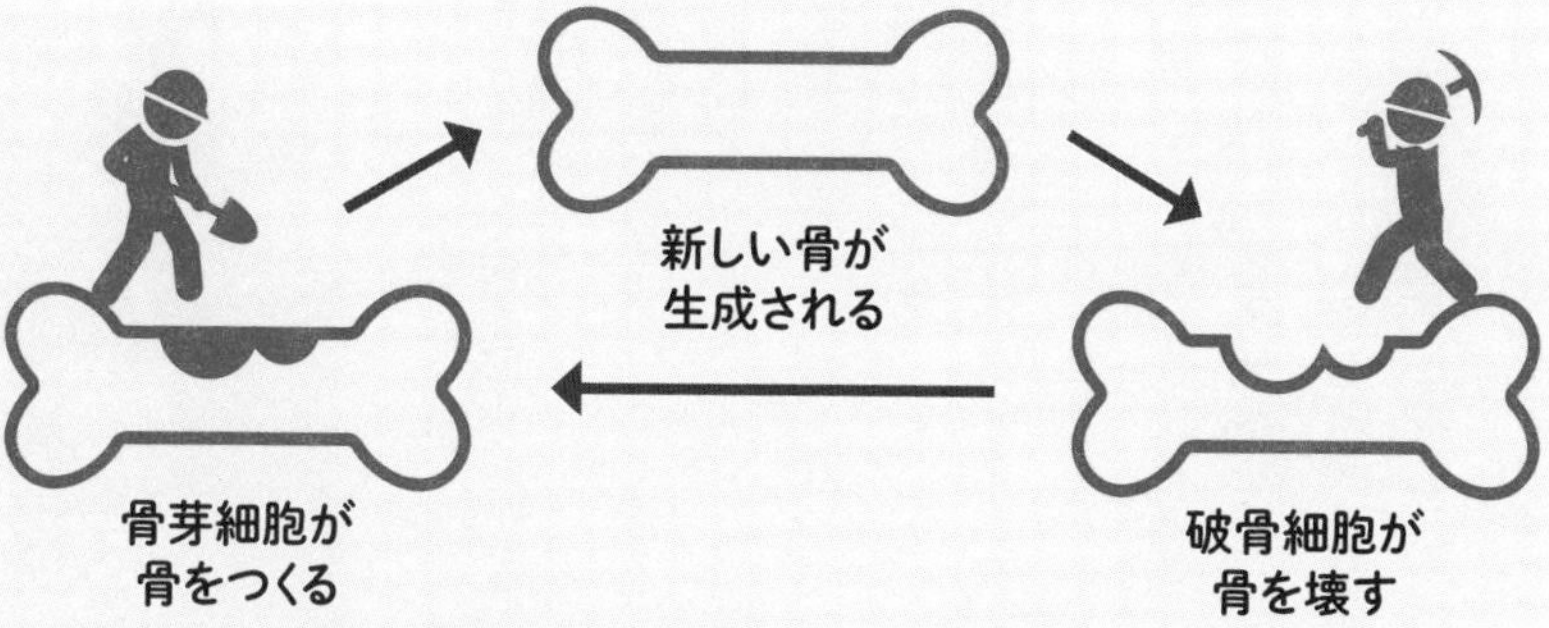
新しい骨が
生成される
骨芽細胞が
骨をつくる
破骨細胞が
骨を壊す

骨に適度な刺激を与えることで骨代謝を促進することができる！

加齢と骨密度の変化

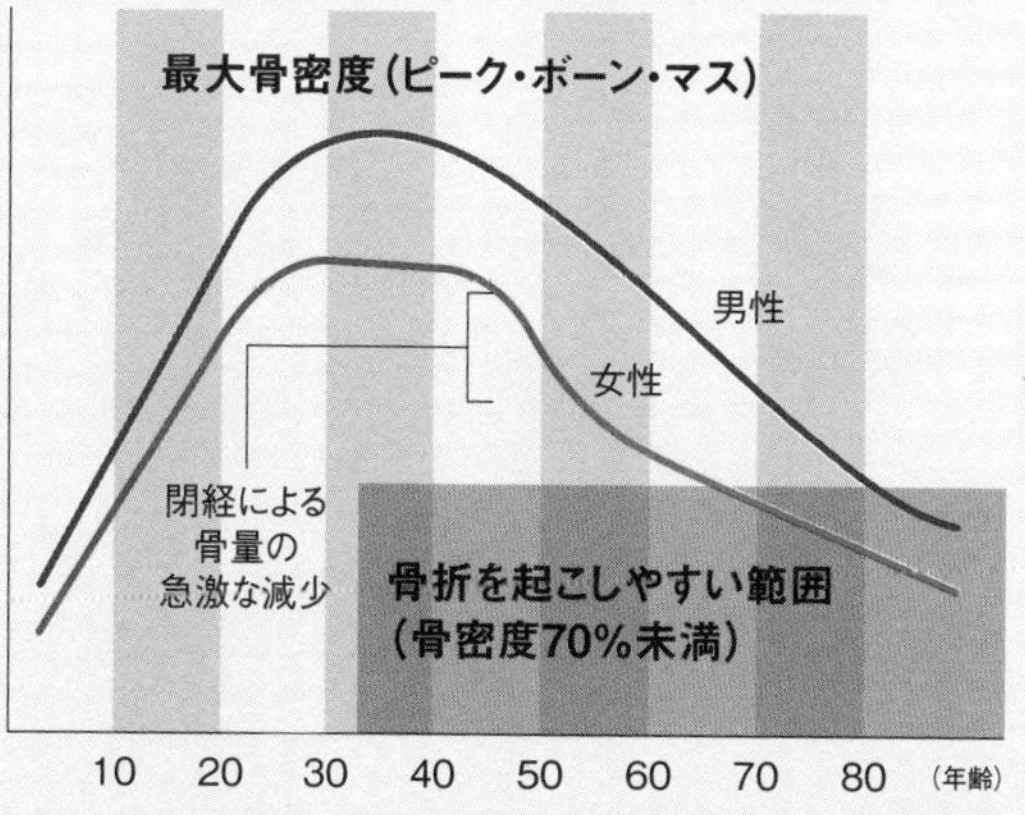
最大骨密度（ピーク・ボーン・マス）
男性
女性
骨量
閉経による
骨量の
急激な減少
骨折を起こしやすい範囲
（骨密度70%未満）
10
20
30
40
50
60
70
80
（年齢）

筋肉も骨も加齢によって衰えます。特に女性は閉経後の骨量（骨密度）の減少で、一気に骨がもろくなります。運動や食事で骨の強化につとめましょう。

出典：黒川清、松本俊夫『骨粗鬆症 正しい知識と予防法』（日本メディカルセンター）より一部改変。

肩甲骨のズレが酸欠を引き起こす

肩甲骨のズレが思わぬ不調に繋がる

「少し体を動かしただけで息苦しくなる」「階段の上り下りで息切れがする」。こんな症状がある人は、日常的に呼吸が浅くなっている「隠れ酸欠」かもしれません。

肩甲骨が外転した前かがみの姿勢が続くと、背中が丸まって胸郭《きょうかく》が圧迫されます。それと同時に、**胸郭と連動して呼吸を助ける横隔膜《おうかくまく》や肋間筋《ろっかんきん》などの筋肉にも負荷がかかり、肺の機能が低下**。空気を十分に得られず、酸素と二酸化炭素の入れ替えが悪くなることで酸欠状態に陥り、息苦しさを感じるのです。

また、酸欠状態になって困るのは息苦しさだけではありません。**実は体全体で消費される酸素量のうち、約20％が脳で使われています**。そのため、脳はちょっとした酸素不足でもすぐに影響を受けてしまいます。例えば脳が酸欠になった状態で急に立ち上がると、立ちくらみを起こします。集中力や判断力が落ちたり、眠気が続く、頭痛が起きる、もの忘れが多くなるなどの症状も、脳の酸素不足によって引き起こされるトラブルです。

このように、肩甲骨のズレや悪い姿勢は、一見関連がないように思われる酸欠を引き起こし、様々な不調を招いてしまうのです。

猫背による酸素不足が体の不調を招く?

肩甲骨の外転した姿勢や猫背が、呼吸時の酸素不足を引き起こし、首や肩の不調にとどまらず、頭痛や眠気、集中力や判断力の欠如に及ぶことも。

猫背の人は呼吸が浅い!?

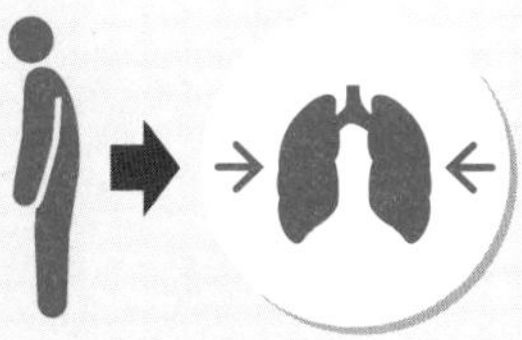

猫背は肺を圧迫する

猫背で背中が丸まると、胸郭の動きが悪くなって肺を圧迫。深い呼吸がしづらくなり、酸素不足から息苦しさや代謝の低下に繋がることも。

脳が酸素不足になると何が起こる?

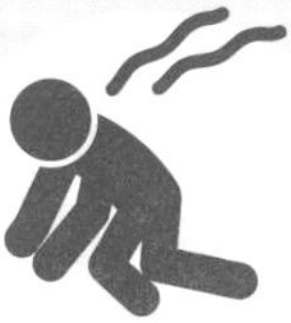

立ちくらみを起こす

集中力がなくなる

眠気に襲われる

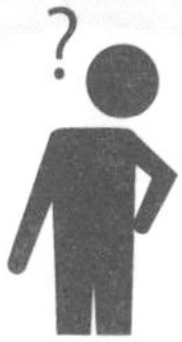

もの忘れが多い

など

肩甲骨がズレた悪い姿勢が酸欠を引き起こす原因に!

体のコリは心身のバランスを崩す

肩コリが頭痛やめまいの原因に

首や肩のコリが慢性化すると、肩甲骨まわりにとどまらず全身に不調を及ぼします。

首や肩、背中の筋肉がかたまっていると、頭に繋がる首の血流が悪くなって頭痛や片頭痛を発症。同じ原因で首にある頸椎《けいつい》周辺の血流障害が起こると、めまいが生じやすくなります。冷えも同様の血行不良から起こり、冷えがさらなるコリを呼ぶケースも。

上半身のコリが自律神経のバランスを崩すことで現れる症状もあります。自律神経は呼吸や血流などをコントロールする体内システム。緊張状態では交感神経、リラックス状態では副交感神経が優位になり、交互に働くことで諸器官を機能させています。首や肩のコリで体が緊張していると、常に交感神経が優位となり、副交感神経に切り替わりません。自律神経の乱れによって、リラックス状態でなければ働けない胃腸や消化器官が機能せず、便秘や下痢になることがあるのです。似た理由で睡眠の質が確保できなくなれば、不眠や睡眠障害にも繋がります。

このように、**一見コリとは結びつかないような不調が起きることもあるので、首や肩の不調は早めに対処しましょう。**

ガチガチの肩甲骨を放置すると不調が現れる

肩甲骨まわりの不調が、血流の悪化や自律神経の乱れを誘発し、全身の様々なトラブルを発症させます。「たかがコリ」などと侮れません。

頭痛

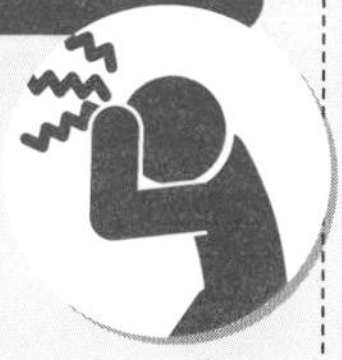

肩甲骨まわりの血行不良が、首の血流を滞らせることで、頭痛や片頭痛が起こることも。肩コリが解消しても頭痛がおさまらない場合は、ほかの病気の可能性もあります。

めまい

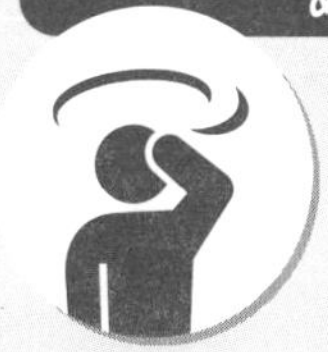

こわばった首や肩の血流悪化から、頸椎の両側を通る椎骨《ついこつ》動脈に血行障害が起こると、めまいを生じることがあります。頭痛とめまいは、慢性化した肩コリによる典型的な症状の1つです。

体の冷え

かたまった肩甲骨は、こわばりとともに、血流の悪さも周囲へ連鎖させます。

これが冷えを感じやすい体をつくり、「冷える→寒さで体がこわばる→肩がこる」の悪循環に。

腰痛

肩甲骨のガチガチ状態が、背骨や骨盤にも影響を及ぼすと、腰痛を起こします。一見、肩と腰は関係がなさそうですが、悪い姿勢によって下半身にまで不調が連鎖するのです。

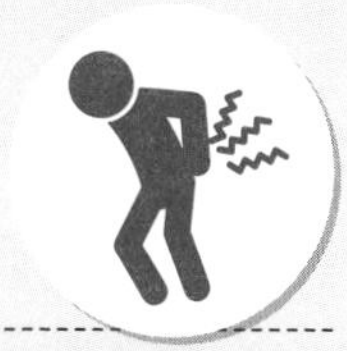

眼精疲労

自律神経の乱れや上半身の緊張が続くことで起こる眼精疲労により、目のかすみや疲れのほか、頭痛や吐き気などの症状が出る場合もあります。

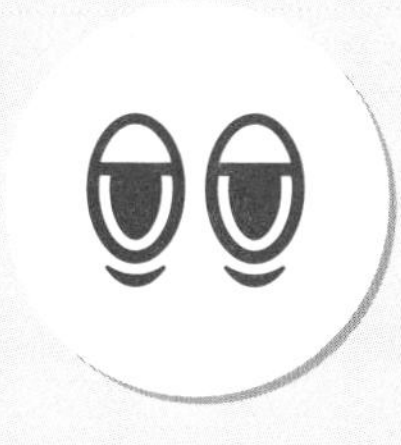

不眠症

首や肩の緊張で交感神経が優位な状態が続くと、体が休息できないため、睡眠障害や不眠症になることも。ここから慢性的な疲労に繋がると、メンタルにも影響が出ます。

Column

痛くて腕が上がらない！ 四十肩・五十肩はなぜ起こる？

肩まわりのトラブルで、よく肩コリと混同されるものに「肩関節周囲炎」があります。一般的には「四十肩・五十肩」といわれるもので、40代で症状が出れば四十肩、50代なら五十肩と呼ばれます。肩コリが筋肉のこわばりから起こるのに対し、四十肩・五十肩は肩関節周辺の組織が炎症を起こすもの。発症のメカニズムが異なる、全く別種の疾患です。

腕を上げたり、後ろに回そうとすると肩に強い痛みが走り、服の袖に腕を通す、シャンプーをする、洗濯物を干すといった動作に支障をきたします。原因は特定されていませんが、加齢による肩の関節や筋肉の変性、血液循環の悪化や運動不足のほか、悪い姿勢による首や肩への負荷も一因といえそうです。

数ヵ月で治癒するケースがほとんどですが、長ければ数年を要することもあります。症状を軽減したい人や回復を早めたい場合は、本書の「四十肩・五十肩のエクササイズ」（P.68～71参照）をお試しください。ただし、痛みを感じない範囲で行うことが原則。痛みを我慢したり、過度にエクササイズを行うと、かえって逆効果になるので注意してください。

第2章

ガチガチの肩甲骨をはがす5つの神エクササイズ

肩甲骨を動かしたり、開いたりすることでガチガチ状態を解消。血流の改善効果が波及して、肩甲骨周辺の筋肉もしなやかになります。

肩コリに即効の肩甲骨はがしをしよう！

肩コリ解消、健康増進や美容効果も

ここまで何度か「肩甲骨はがし」という言葉を使ってきましたが、これは本来、猫背を改善するために行う理学療法的な手技のこと。外転してかたまった肩甲骨と肋骨の間に指を入れて、肩甲骨を〝バリバリとはがす〟施術です。本来は整形外科やリハビリテーション科などの専門家しか行えませんが、これから**紹介するエクササイズは、それと同じ効果が期待でき、しかも自分で手軽にできるのが特徴です。**肩甲骨まわりを伸ばしたり回したり動かすことで、バキバキにかたまった筋肉をじんわりとほぐし、肩甲骨の可動域を広げます。自宅やオフィスなどで、好きなときに実践でき、特別な器具もいりません。1回5分程度で、効率よく効果が得られます。

エクササイズの効果を高めるポイントは、できるだけ継続して行うこと。続けていけば、必ず体の変化を実感できます。また、筋肉を傷つけないよう、体が温まった状態で行うことも重要です。ポイントを押さえて実践すれば、**首や肩のコリが改善するとともに、全身の血流や代謝も活性化し、老廃物の排出も促進されるでしょう。脂肪の燃焼も期待できます**ので、美容面でのメリットもあります。

肩甲骨はがしの効果を高める4つのポイント

エクササイズの効果を上げるために、押さえておきたいポイントがあります。理にかなったやり方で、効率よく確かな成果を得ましょう。

POINT 1

エクササイズ中は肩甲骨を意識して動かす

肩や腕などを動かすだけではなく、肩甲骨を動かす意識を強く持ちましょう。

POINT 2

エクササイズの前後は水分をとる

エクササイズで失われる水分を補うため、エクササイズ前後の水分補給で体を労《いたわ》りましょう。

POINT 3

エクササイズ中は息を止めずに行う

エクササイズ中に息を止めると、血圧が上昇する恐れがあります。自然な呼吸で行いましょう。

POINT 4

毎日コツコツとエクササイズを続ける

何よりも継続することが大切。効果が見えにくくても、続けることで体は変化しています。

気をつけたいPOINT

エクササイズを行うにあたり、注意しておきたいことが2つあります。まずは、体が温まっている状態で行うこと。冷えきった体で行うと筋肉を傷めたり、血圧の急上昇を招いたりすることがあります。また、筋肉痛や体に痛みがある場合は、エクササイズはお休みに。痛みが治まったら徐々に再開してください。

自分で肩甲骨をはがせる!

5つの神エクササイズをやってみよう

これから紹介する簡単な5つのエクササイズは、
5分程度で簡単にできる“セルフ肩甲骨はがし”です。
①～⑤の順番で通して行うとより効果的ですが、
すき間時間にできるメニューから行っても構いません。
何より、毎日コツコツ続けることが大切です。

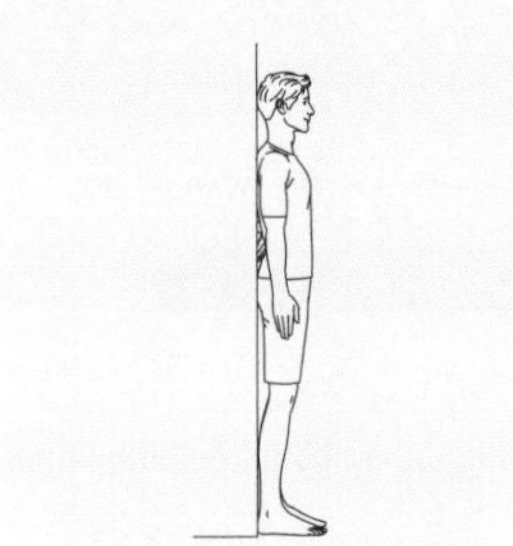

毎日行う神エクササイズ 1

壁並行立ち

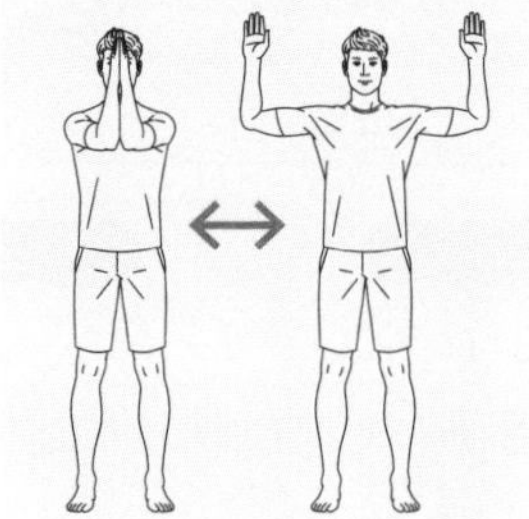

毎日行う神エクササイズ 2

柏《かしわ》手《で》ポーズ

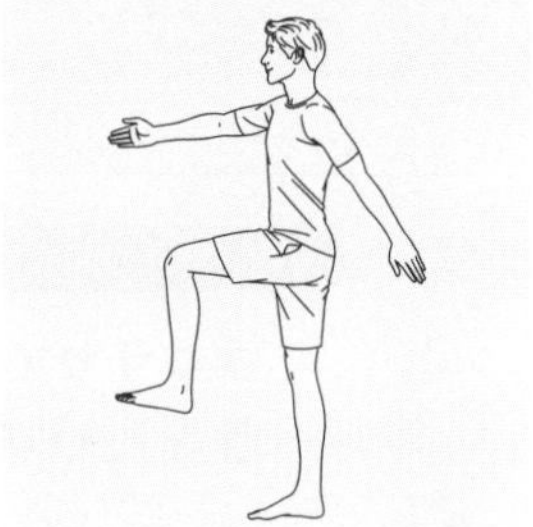

毎日行う神エクササイズ 3

腕振り＋足踏み

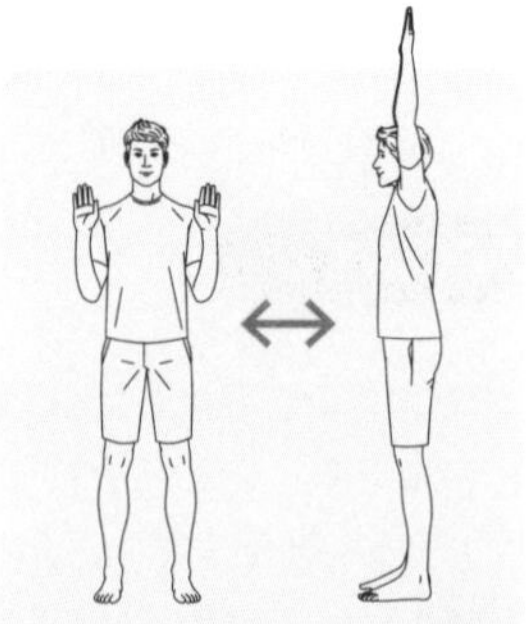

毎日行う神エクササイズ 4

バンザイ

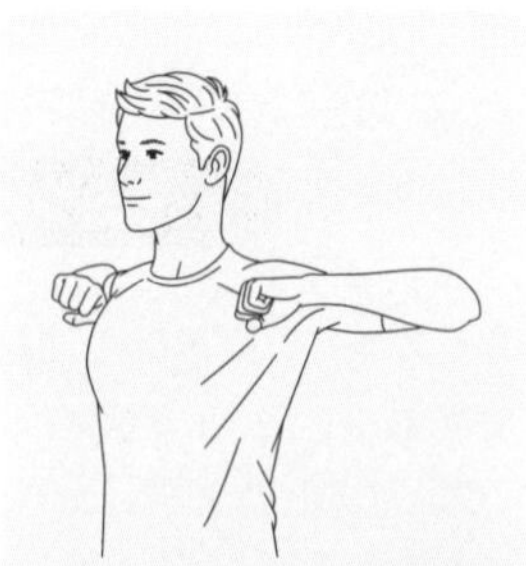

毎日行う神エクササイズ 5

肩回し

毎日行う神エクササイズ 1

肩甲骨はがしの第一歩
壁並行立ち

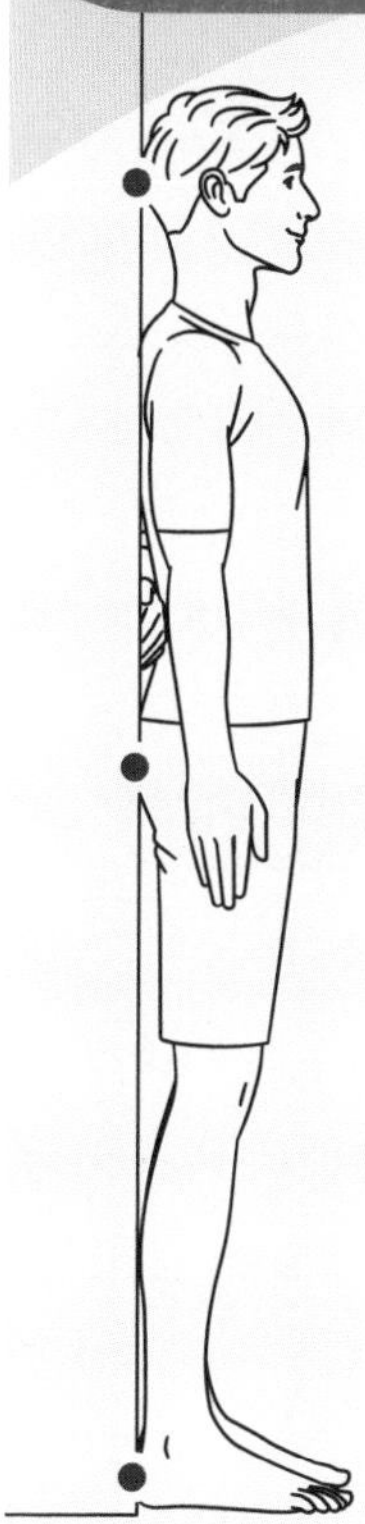

まずは、正しい姿勢を体に覚え込ませましょう。この姿勢ができるようになれば、理想的な立ち姿が自然とできるようになります。

1 壁にかかと、お尻、肩甲骨全面、後頭部をつけて胸を張る。

2 へその下（丹田）を締めるようにお腹に力を入れて、腰と壁のすき間を手のひら1枚分に調整する。

3 へその下とお尻の穴を最大限に締める。そこから約30%まで力を緩め、その姿勢を10秒間キープする。

1日1回

ココに効く

肩甲骨

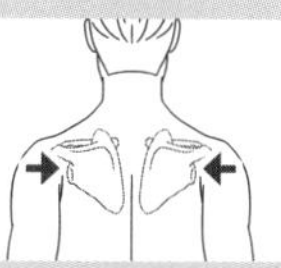

内転

筋肉

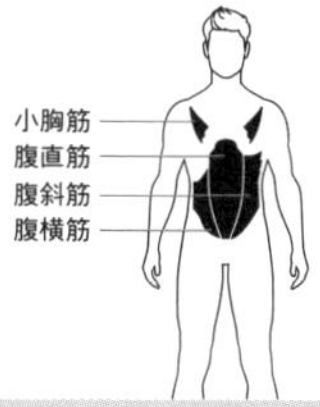
小胸筋
腹直筋
腹斜筋
腹横筋

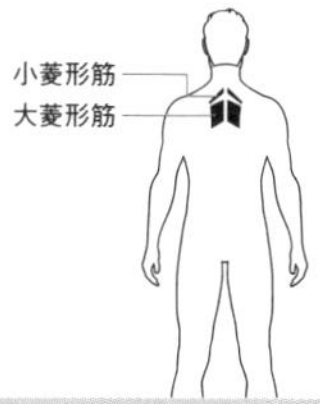
小菱形筋
大菱形筋

反り腰になってしまう場合……

右のイラストのように腰が反り過ぎていると、肩甲骨に悪影響を及ぼします。腰を壁に近づけるイメージで、へその下を締めるようにしてみてください。続けるうちに、正しい姿勢に近づきます。

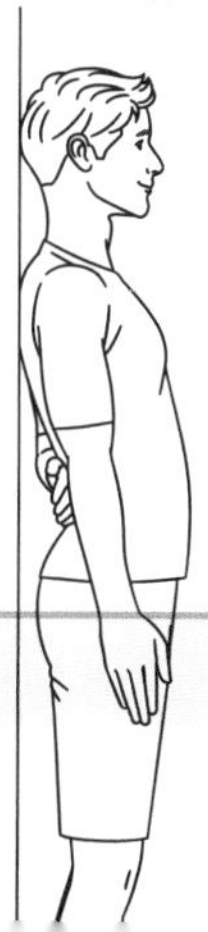

肩甲骨を開く

柏《かしわ》手《で》ポーズ

肩甲骨の内転と外転を繰り返すことで、肩甲骨まわりの筋肉が刺激され、血流も活性化します。「パチン」と手を打つことは骨の強化が目的です。

1 両腕を開いて肩の高さまでひじを上げ、胸を張る。

両腕を開くときは手のひらを前方に向け、両ひじを90度に曲げたまま肩の高さをキープ。

1日1セット

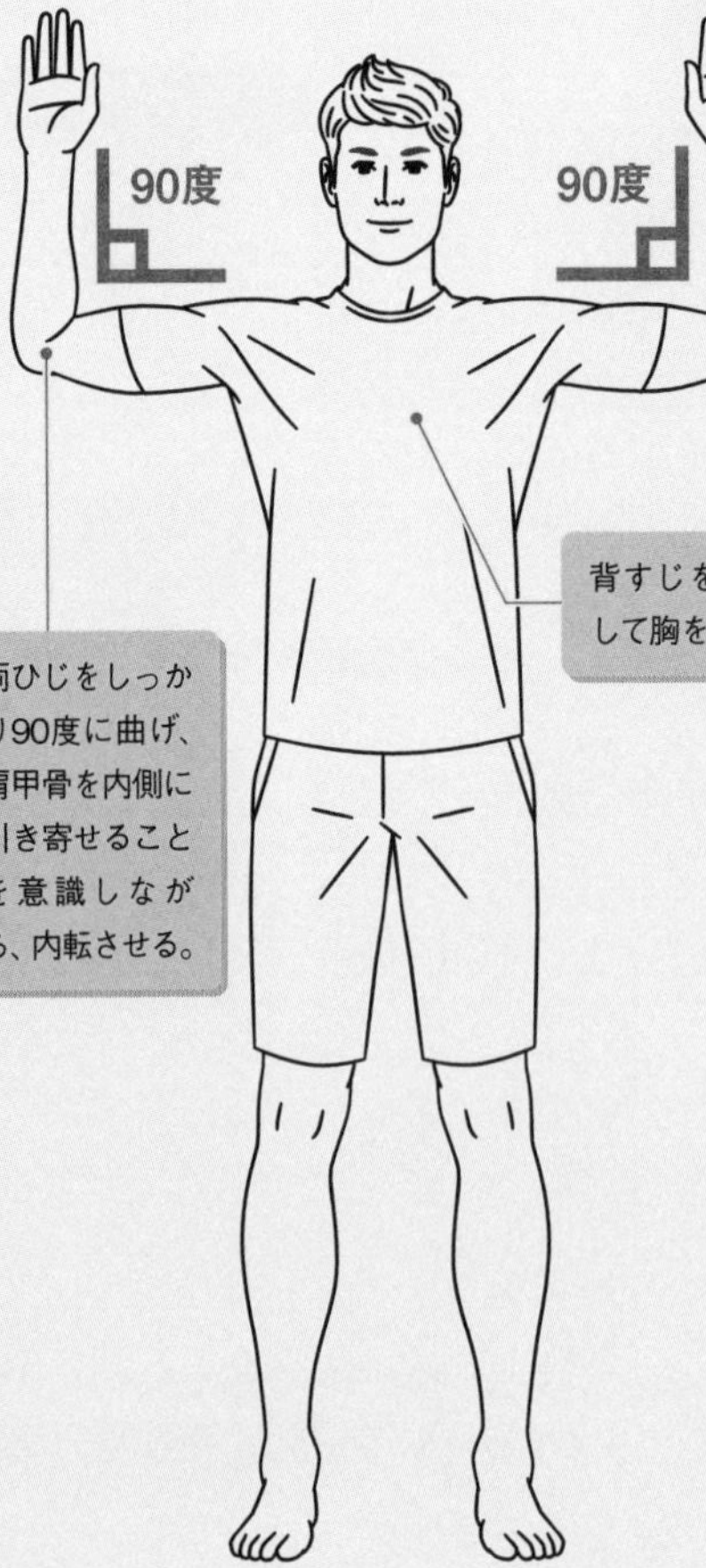

90度
90度

背すじを伸ばして胸を張る。

両ひじをしっかり90度に曲げ、肩甲骨を内側に引き寄せることを意識しながら、内転させる。

ココに効く

肩甲骨

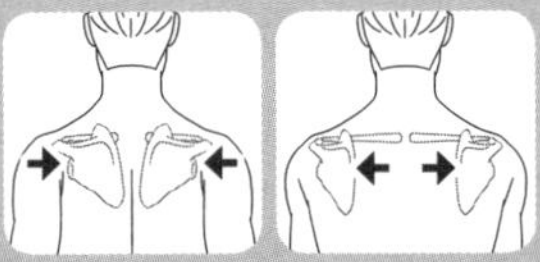

内転　**外転**

筋肉

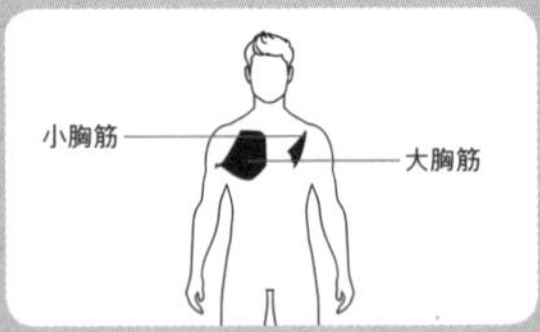

小胸筋
大胸筋

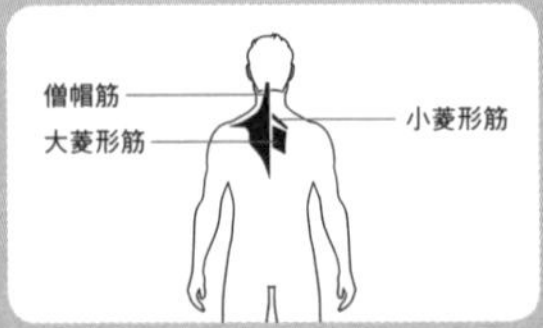

僧帽筋
大菱形筋
小菱形筋

毎日行う神エクササイズ 2

2

顔の前で両腕を閉じながら「パチン」と音が鳴る強さで両手のひらを合わせる。肩の高さに両ひじをキープしながら、両腕を開いて胸を張る。これをリズミカルに10回繰り返す。

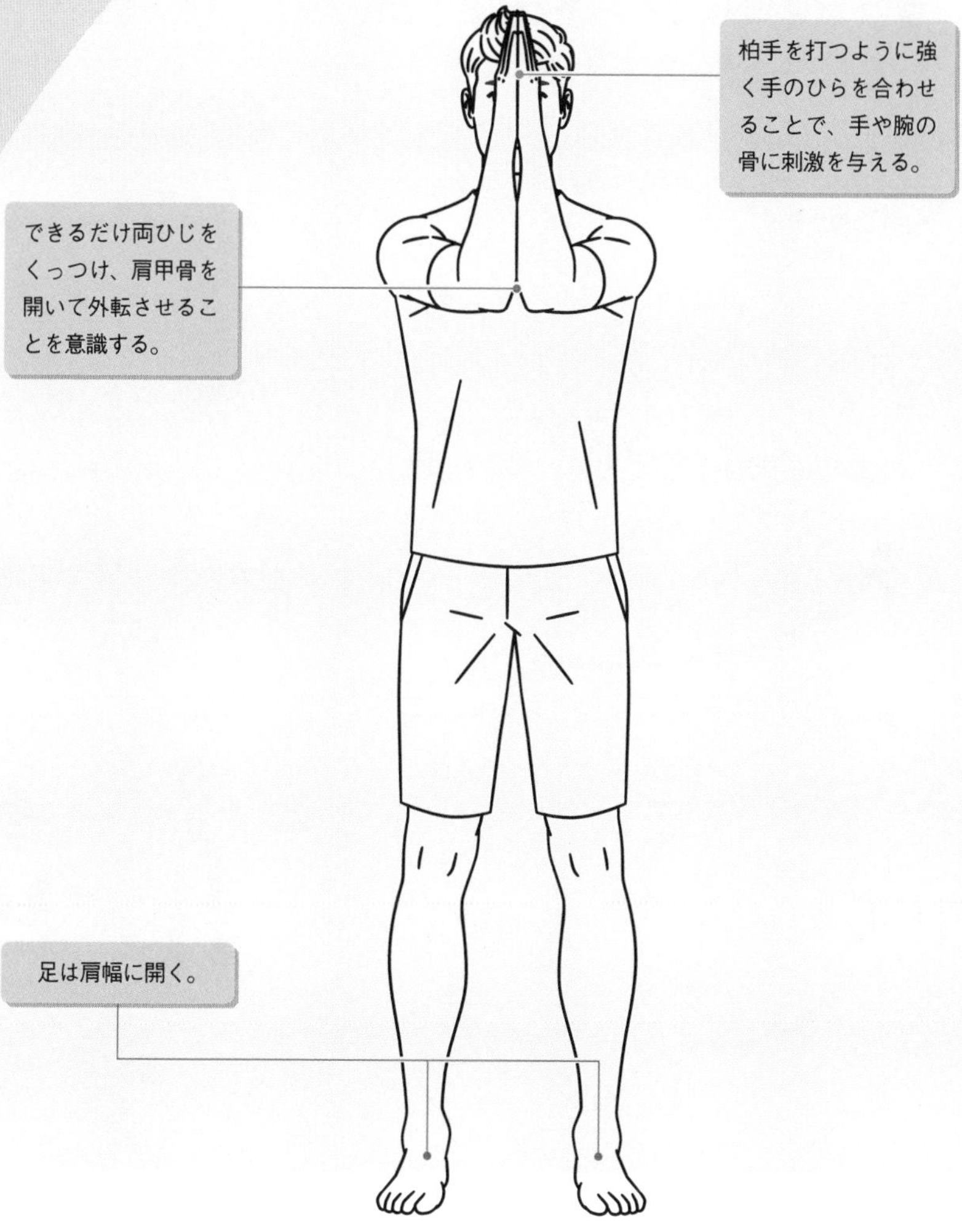
柏手を打つように強く手のひらを合わせることで、手や腕の骨に刺激を与える。
できるだけ両ひじをくっつけ、肩甲骨を開いて外転させることを意識する。
足は肩幅に開く。

肩甲骨を動かす

腕振り＋足踏み

肩甲骨が内転や外転、上下に回旋していることを意識しながら、大きく腕を振り上げましょう。脚の動きとあわせて全身の血流を活性化します。

1 ひじを伸ばした状態で、片方の腕を前、反対の腕を後ろに大きく振り、前に振った腕と反対の足を上げる。

1日1セット

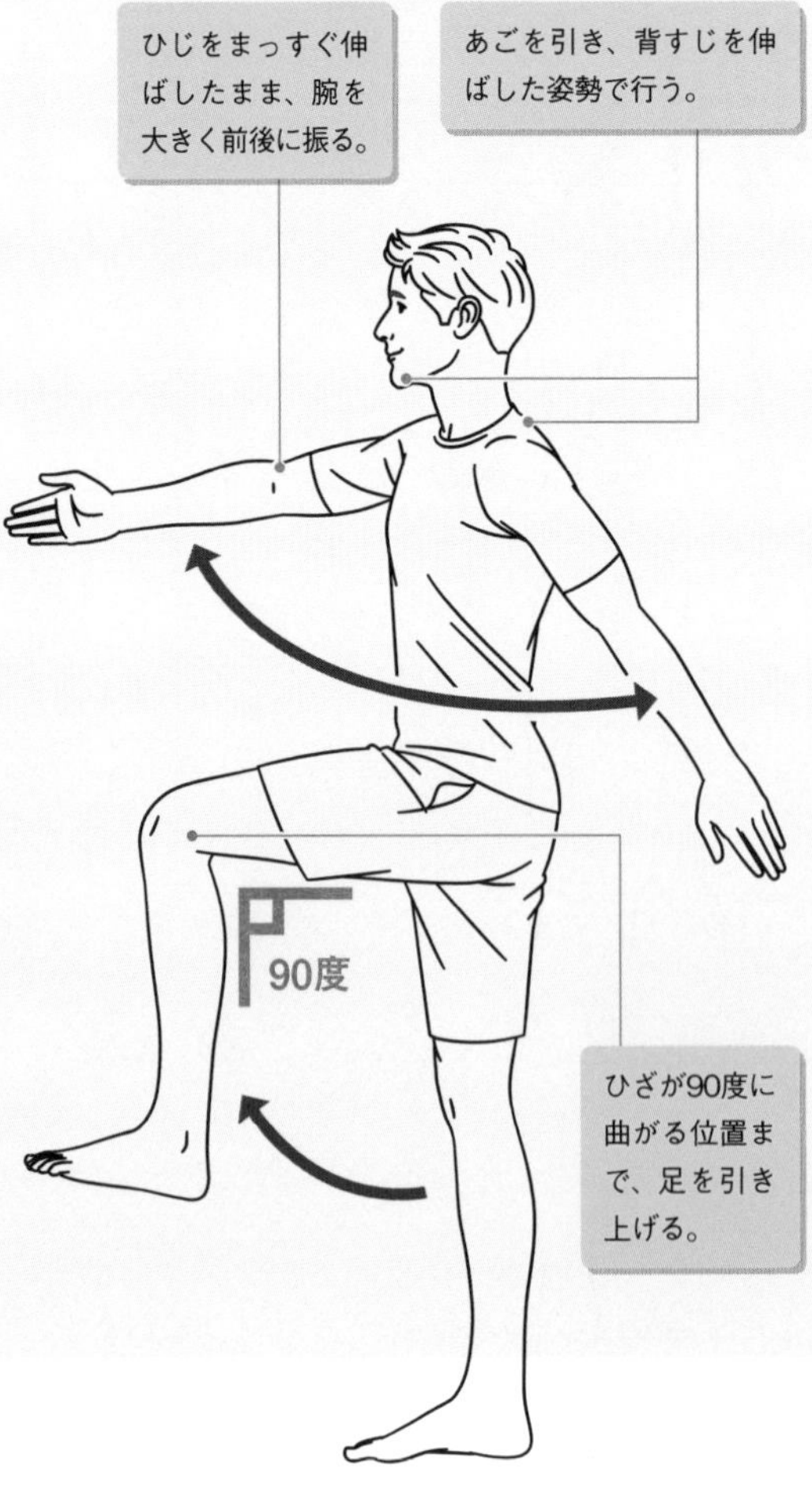

ひじをまっすぐ伸ばしたまま、腕を大きく前後に振る。
あごを引き、背すじを伸ばした姿勢で行う。
90度
ひざが90度に曲がる位置まで、足を引き上げる。

ココに効く

肩甲骨

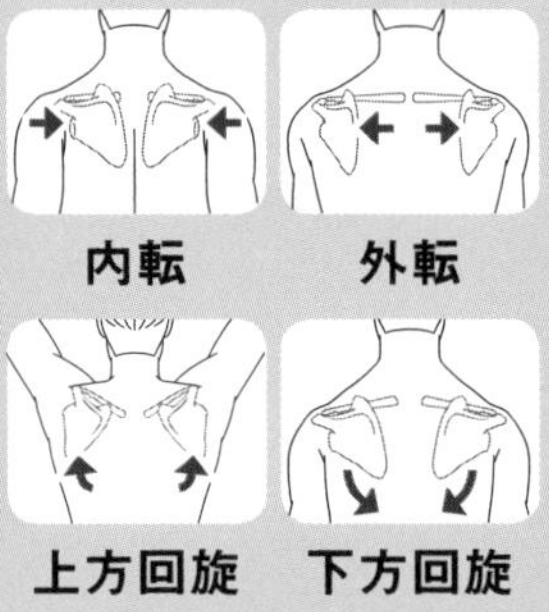

内転
外転
上方回旋
下方回旋

筋肉

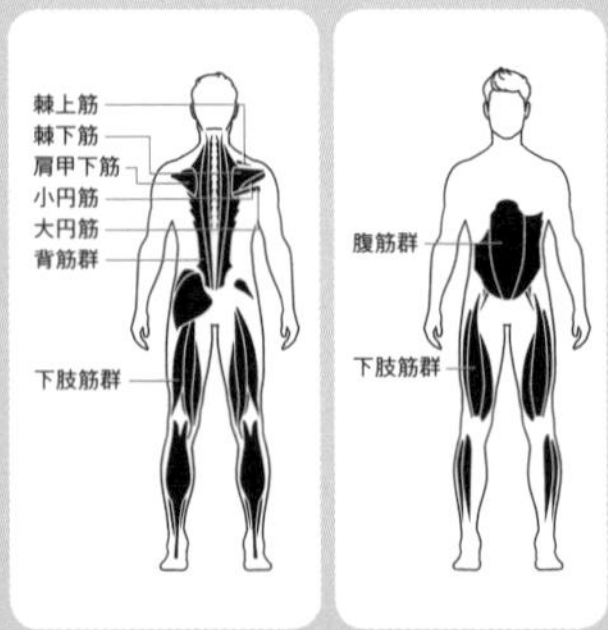

棘上筋
棘下筋
肩甲下筋
小円筋
大円筋
背筋群
下肢筋群
腹筋群
下肢筋群

毎日行う神エクササイズ 3

2 前に振った腕を後ろへ、後ろに振った腕を前に振る。腕の動きに合わせて、足を踏みかえる。その場で行進するように1と2の動きを10回ずつ繰り返す。

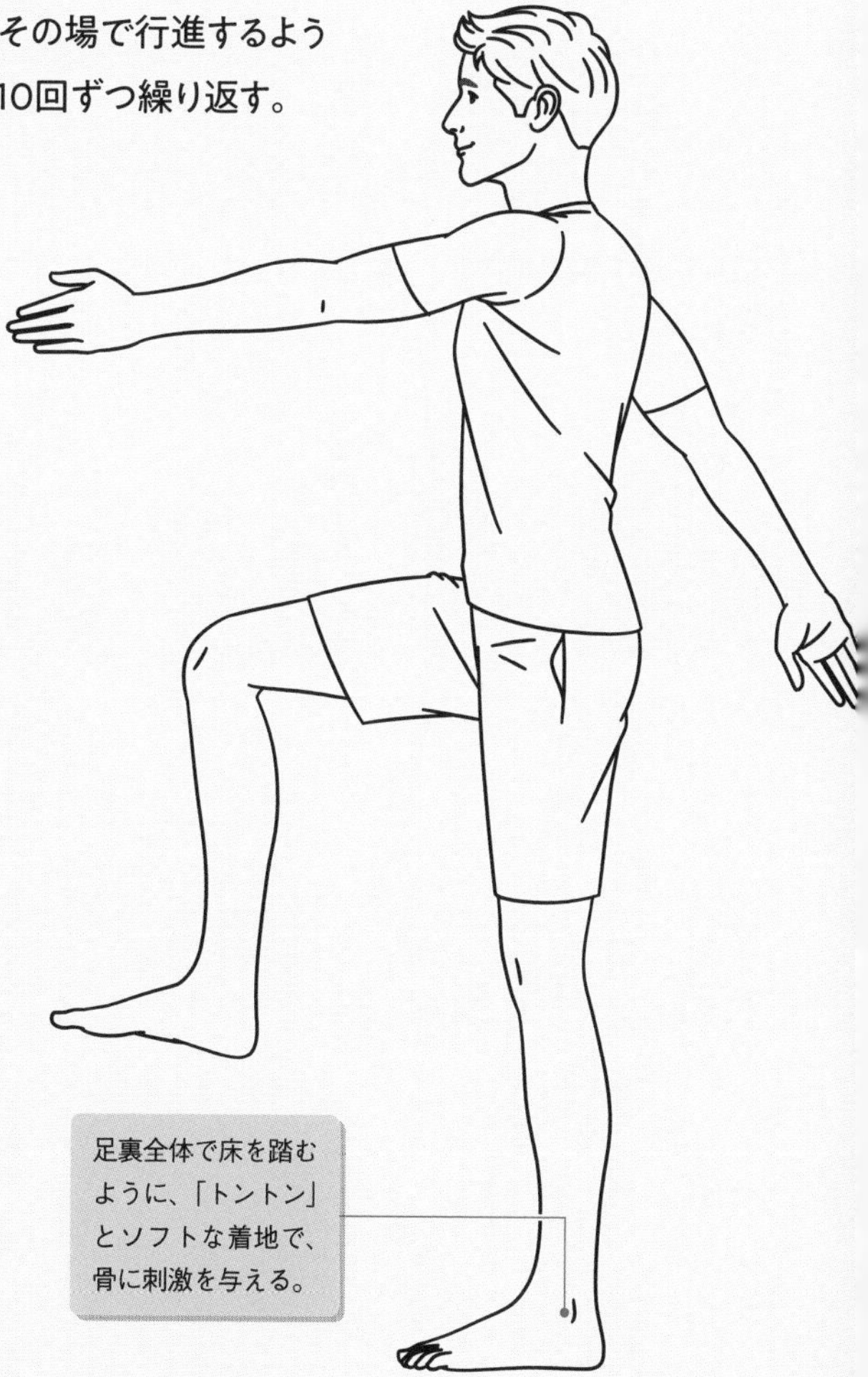
足裏全体で床を踏むように、「トントン」とソフトな着地で、骨に刺激を与える。

NG例

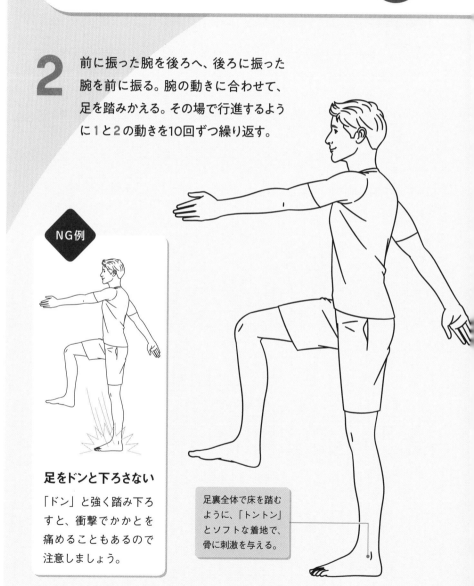

足をドンと下ろさない

「ドン」と強く踏み下ろすと、衝撃でかかとを痛めることもあるので注意しましょう。

肩甲骨を持ち上げる
バンザイ

耳の横を通るように腕をできるだけ速く上げ下げすることで、肩甲骨を上下に回旋させます。終始、背すじを伸ばした姿勢を保つこともポイントです。

1

背すじを伸ばし、肩幅程度に両足を開いて立ち、肩の高さまで両手を上げる。

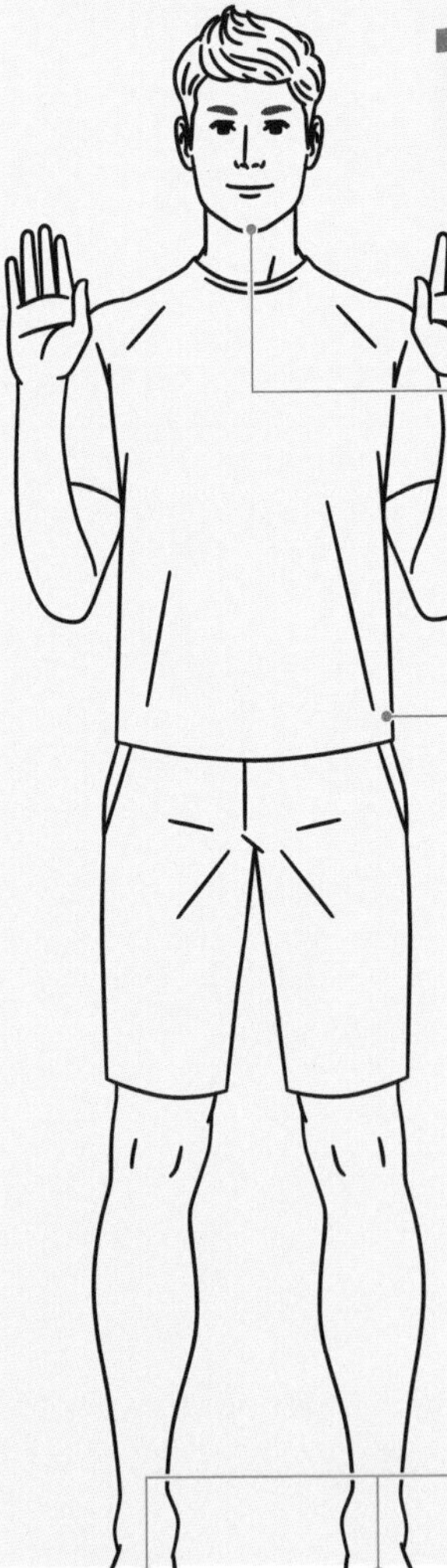

あごを引いてまっすぐ正面を見る。
背すじを伸ばして、よい姿勢を保つ。
足は肩幅に開く。

1日1セット

ココに効く

肩甲骨

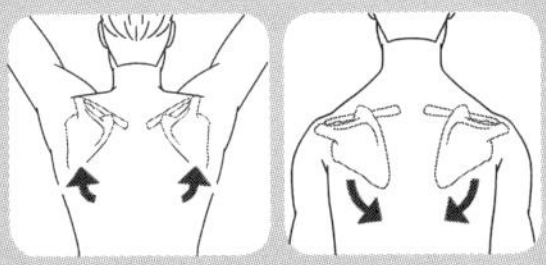

上方回旋　下方回旋

筋肉

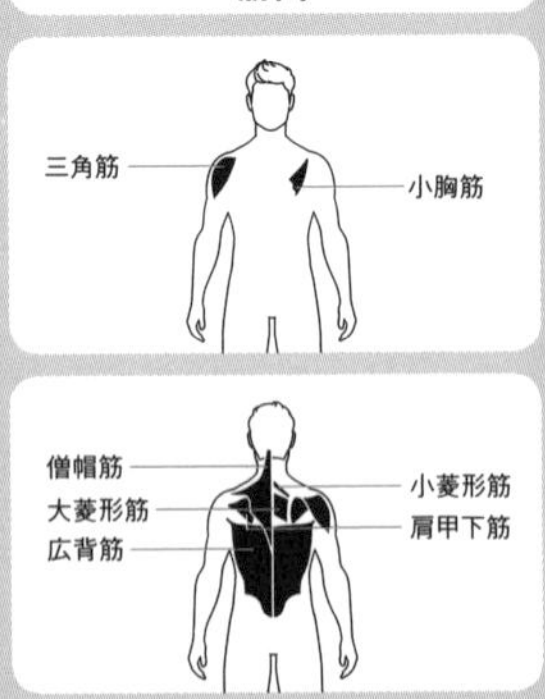

三角筋
小胸筋
僧帽筋
大菱形筋
広背筋
小菱形筋
肩甲下筋

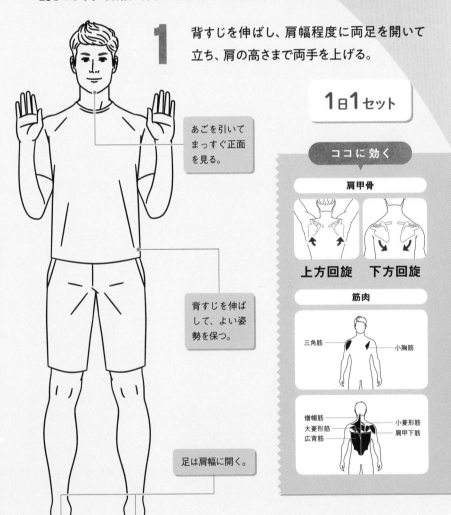

毎日行う神エクササイズ 4

2

耳の真横を通過させながら、
両腕をまっすぐ上へ伸ばしてバンザイする。
その姿勢を1~2秒間キープした後、
耳の脇を通るように両手を1と
同じ位置まで下ろす。
これを10回繰り返す。

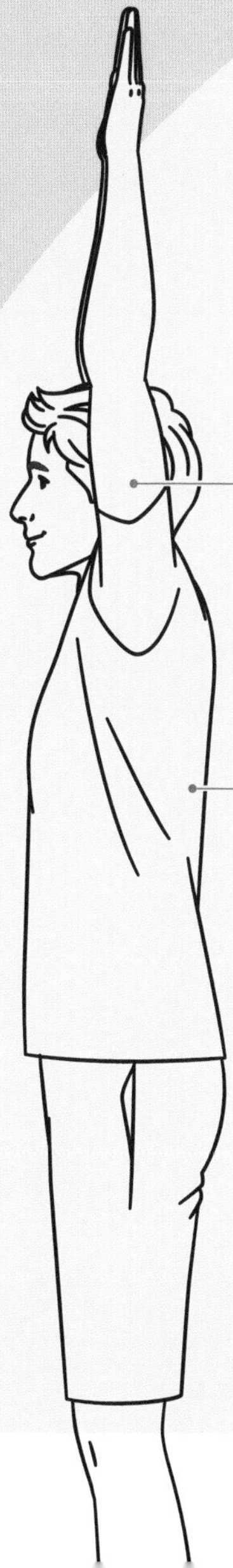

できるだけ腕が耳のすぐ真横にくるようにバンザイする。

背中を反らし過ぎない。慣れないうちは鏡で姿勢を確認しながら行う。

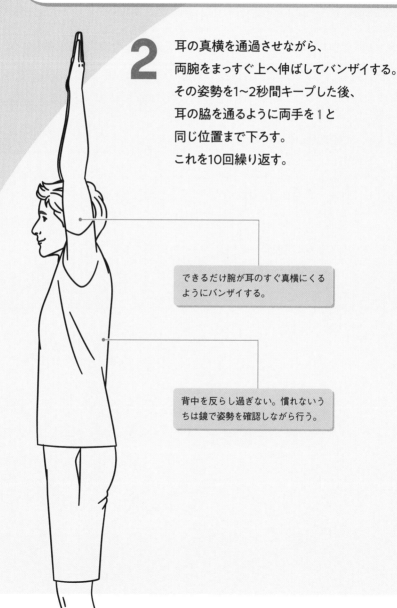

肩甲骨の可動域を広げる

肩回し

肩を回す動きで肩まわりや胸などの筋肉をほぐし、肩甲骨に柔軟性を持たせるとともに可動域を広げます。

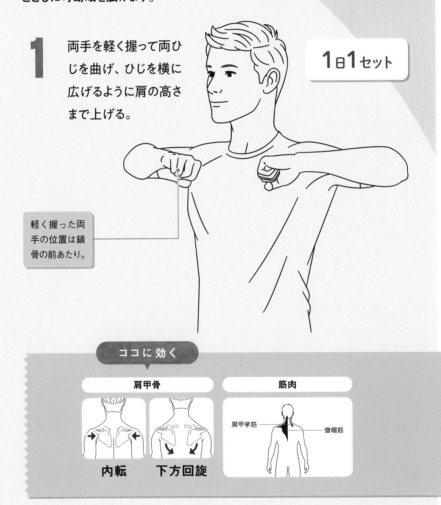

1日1セット

1 両手を軽く握って両ひじを曲げ、ひじを横に広げるように肩の高さまで上げる。

軽く握った両手の位置は鎖骨の前あたり。

ココに効く

肩甲骨

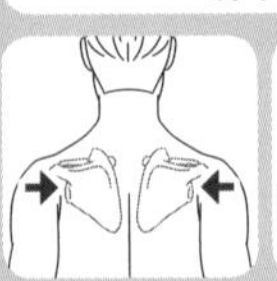

内転

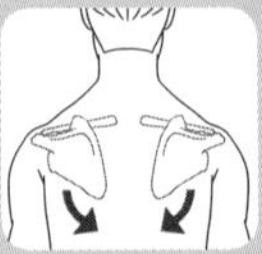

下方回旋

筋肉

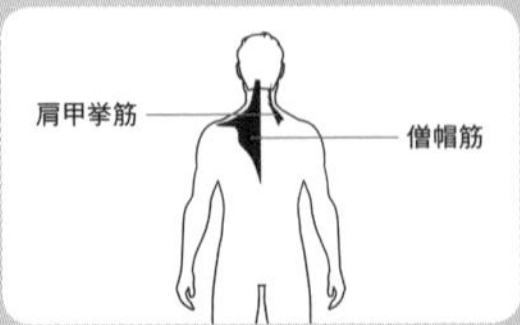

毎日行う神エクササイズ 5

2 両ひじをゆっくりと後ろに引いて肩甲骨を寄せる。

左右の肩甲骨を寄せ合うようなイメージで両ひじを後方へ引く。

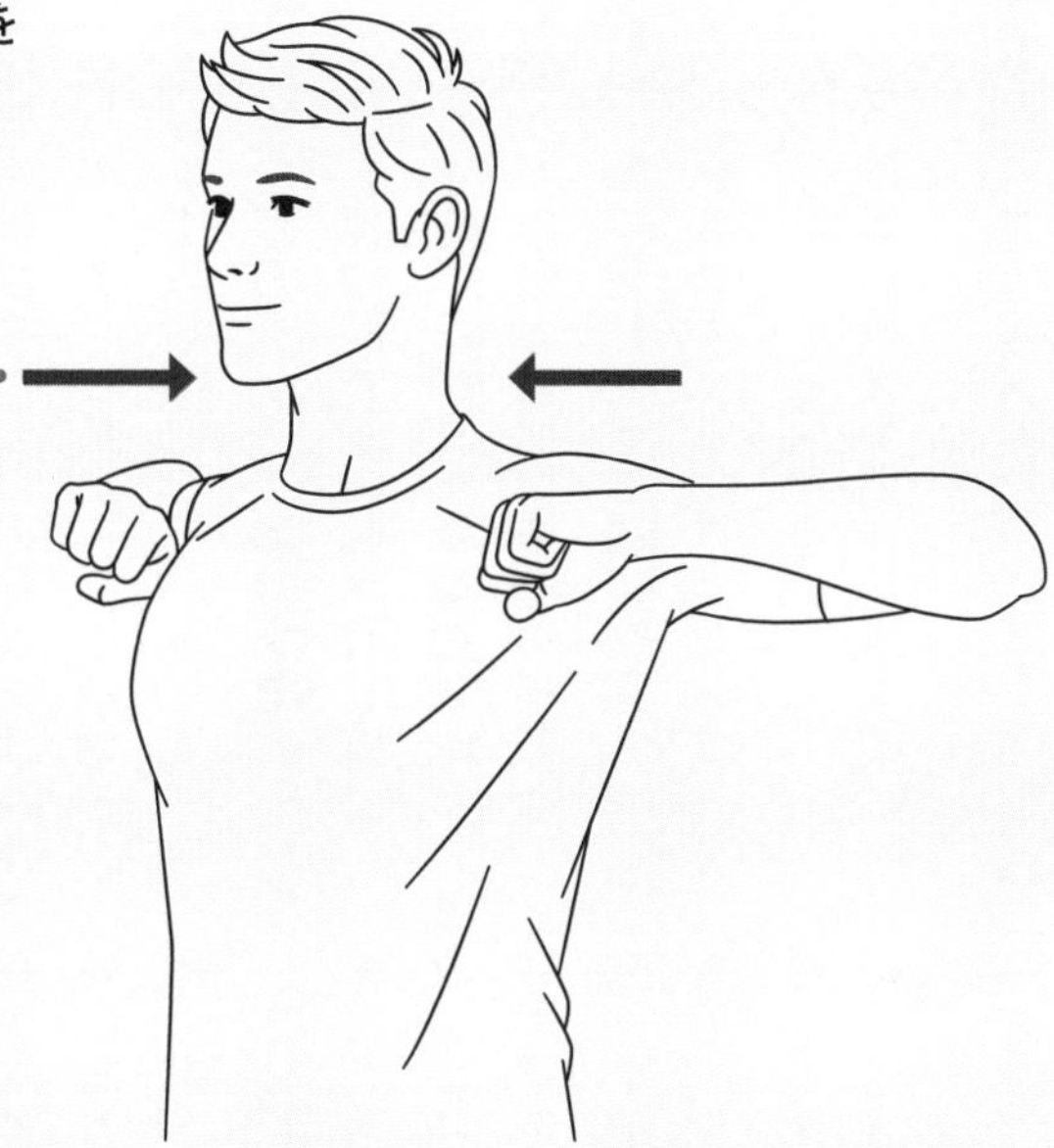

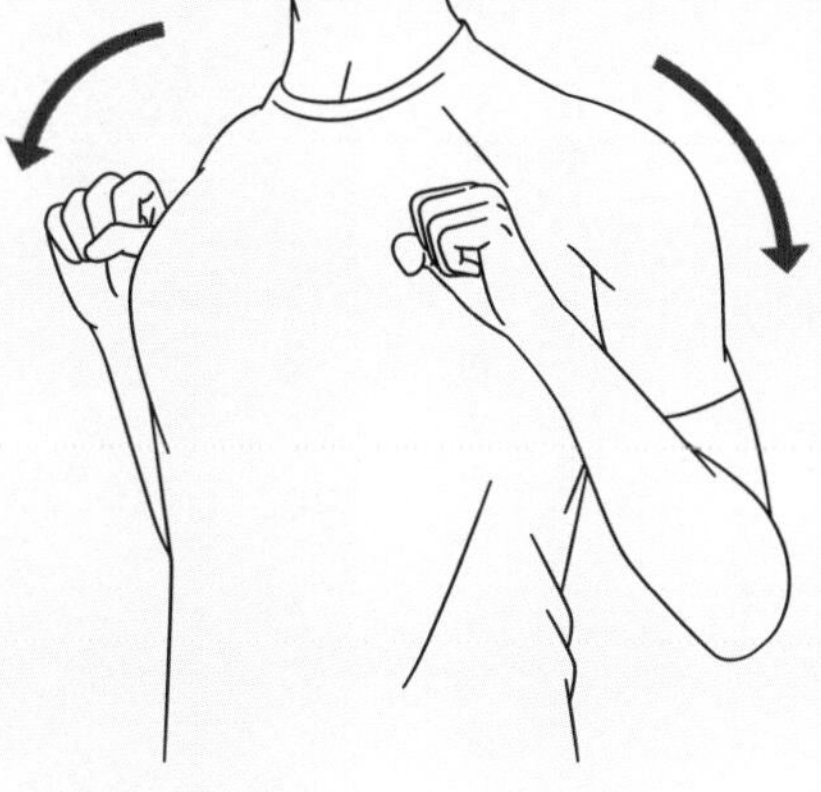

3 ひじで半円を描くようにして、ゆっくりと腕を下ろす。
1～3を10回繰り返す。

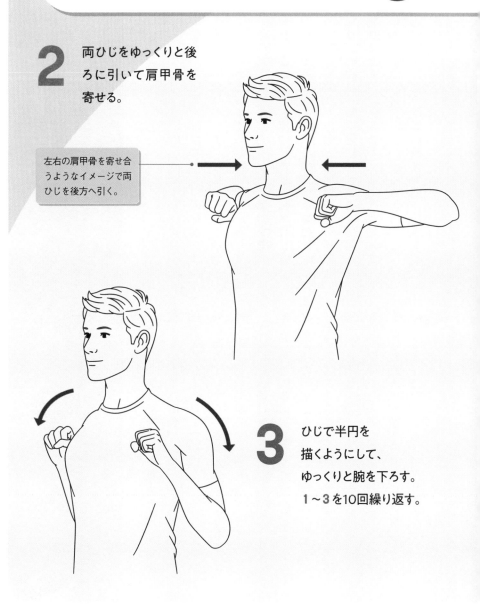

体幹を強化して肩甲骨はがしの効果を高めよう！

体の引き締めやダイエット効果も

ここまで肩甲骨をはがす「5つの神エクササイズ」を紹介してきましたが、さらに効果を高めるためにおすすめしたいことがあります。それは、体幹を鍛えること。**体幹を強化すると、よい姿勢を保つ筋力が補強され、体の安定性が高まります。これは肩甲骨のズレを引き起こす前かがみなどの悪い姿勢の予防となり、同時に、肩甲骨はがしで得た効果を持続させます。**よい姿勢が維持できれば体のゆがみも解消されるので、肩コリをはじめ、腰痛や頭痛などの不調の改善も期待できます。

また、P.34〜35で紹介したように、体幹を鍛えることで体の動作がよりスムーズになり、代謝機能も上がって太りにくい体に。体の深部にあるインナーマッスルも刺激できるため、体の引き締め効果も引き出せるでしょう。

さらに、骨盤に繋がる腹部の筋肉を強化できるため、内臓の働きが活性化されて、便秘などの腸の不調にも有効といわれています。

本書の体幹を鍛えるエクササイズは、肩甲骨まわりの筋肉のほか、背中やお腹、下半身など、ほぼ全身の筋肉を鍛えられます。刺激を受けた筋肉は回復するまでに数日必要なため、2〜3日間隔をあけて行ってください。

肩甲骨はがし＋体幹エクササイズで体が変わる！

肩甲骨はがしとともに体幹を鍛えることで、正しい姿勢の定着をはかれば、不調知らずの「肩甲骨が整った体」を手に入れることができます。

体幹を鍛えて肩甲骨はがしの効果を高めよう！

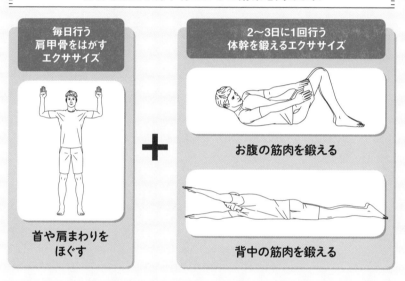

**毎日行う
肩甲骨をはがす
エクササイズ**

首や肩まわりを
ほぐす

＋

**2〜3日に1回行う
体幹を鍛えるエクササイズ**

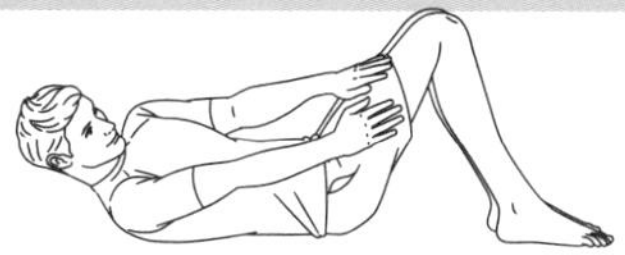

お腹の筋肉を鍛える

背中の筋肉を鍛える

体幹エクササイズがもたらす3つの効果

首や肩のコリが改善される

体がしなやかになり、肩甲骨まわりの血流や柔軟性も改善される。

よい姿勢を保ちやすくなる

体幹を支える腹筋群、背筋群が刺激され、体全体の安定性が高まる。

基礎代謝が上がる

運動によって筋肉量が増えて代謝も上がるため、太りにくい体になる。

**体幹を鍛えると正しい姿勢が維持され
肩甲骨が正常に機能して体がラクになる！**

を鍛えるエクササイズ

では「5つの神エクササイズ」にプラスしたいエクササイズを紹介します。

お腹の筋肉を鍛える

ひねる動きが加わることで、複数の筋肉からなる腹筋群をまんべんなく刺激できます。上半身は肩甲骨が床から浮く程度に上げればOK。

2〜3日に1回
1セット

1 仰向けに寝て両ひざを立て、息を吸いながらバンザイの姿勢をとる。

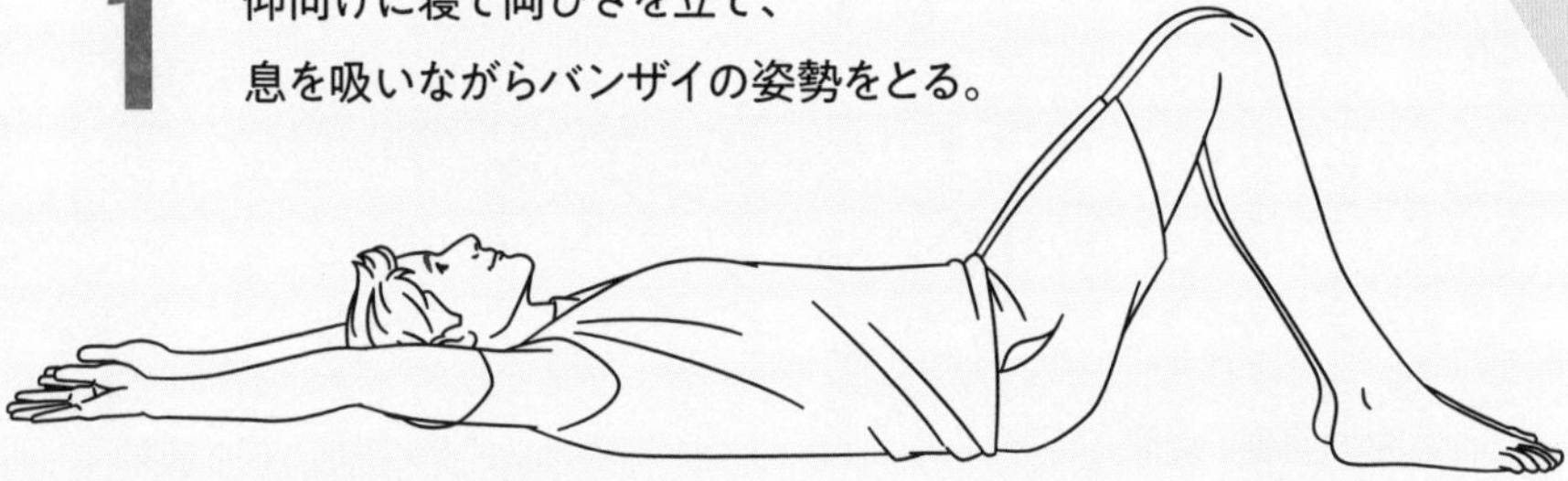

2 息を吐きながら、3秒間かけて頭を起こして両手で太ももをさわり、ゆっくりと1の姿勢に戻る。

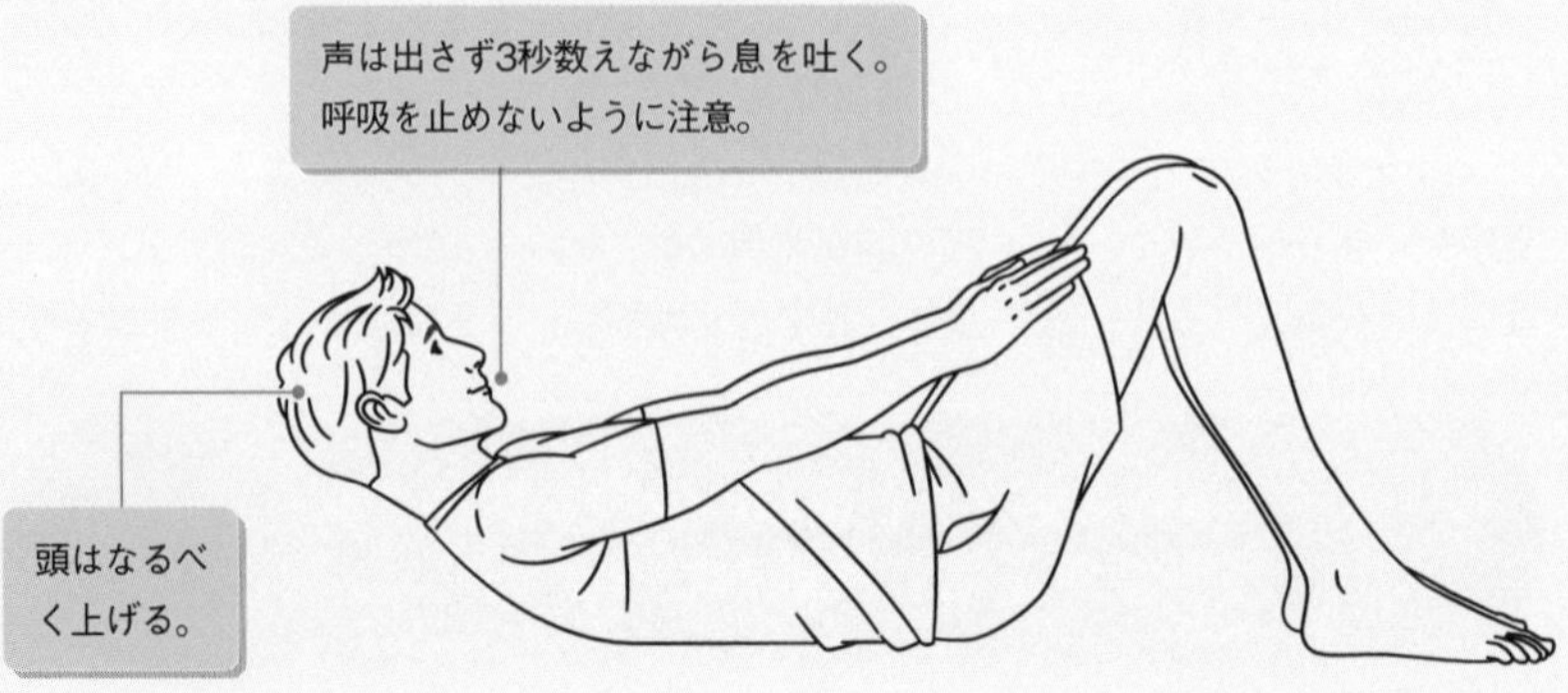
声は出さず3秒数えながら息を吐く。呼吸を止めないように注意。
頭はなるべく上げる。

肩甲骨を正しい位置にキープしよう！ 体幹

肩甲骨を正しい位置にキープするには体幹を鍛えることが重要です。ここ

3

息を吐きながら、3秒間かけて頭を起こして両手で右の太ももをさわり、ゆっくりと1の姿勢に戻る。

頭を上げて、ゆっくり息を吐きながら行う。2よりも体をひねる形になる。

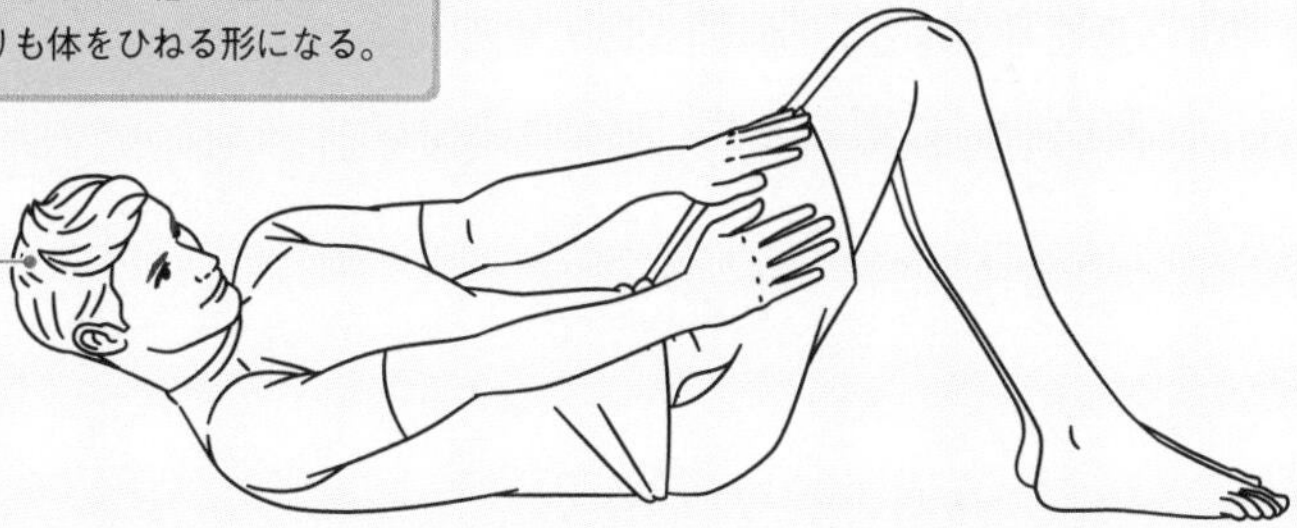

4

息を吐きながら、3秒間かけて頭を起こして両手で左の太ももをさわり、ゆっくりと1の姿勢に戻る。
2～4を10回繰り返す。

頭を上げて視線は手の位置へ。

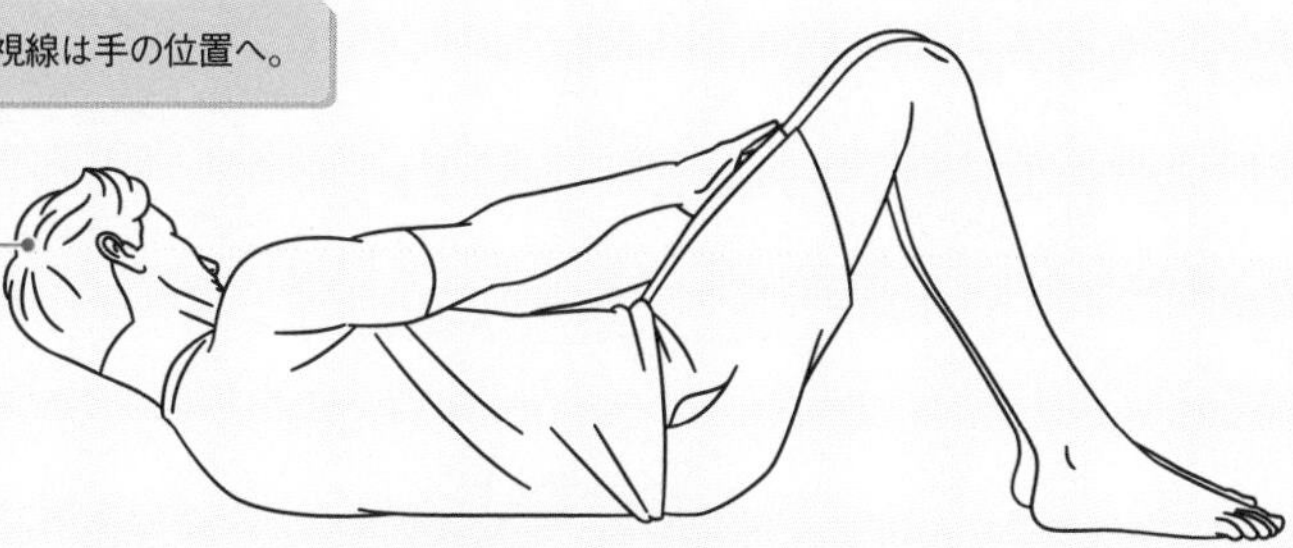

POINT

両手を置く部位を「太もも」から「ひざ」に変えると運動強度が高まるので、さらにステップアップしたい方におすすめです。

体幹を鍛えるエクササイズ

背中の筋肉を鍛える

脊柱起立筋をはじめとする、背筋群がターゲットのエクササイズです。腕や脚は高く上げようとせず、遠くへ伸ばすイメージで行いましょう。

2～3日に1回
1セット

1

腹ばいになり、バンザイの姿勢でリラックスする。
息を吐きながら3秒間かけて右腕を上げ、ゆっくりと下げる。
腕と同時に顔も上げて視線は右手に。

声は出さず、3秒数えながら息を吐く。

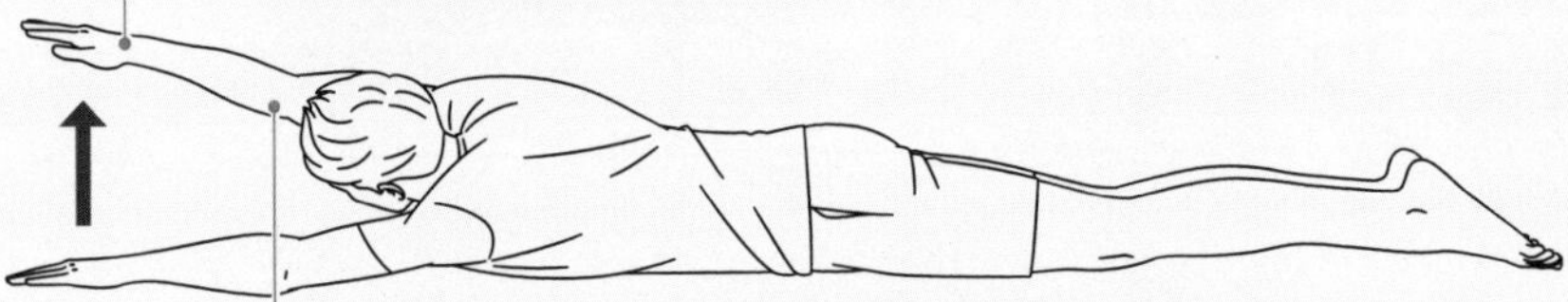

ひじは高く上げるよりも、まっすぐに遠くへ伸ばすことを意識。

2

息を吐きながら3秒間かけて左脚を上げ、
ゆっくりと下げる。

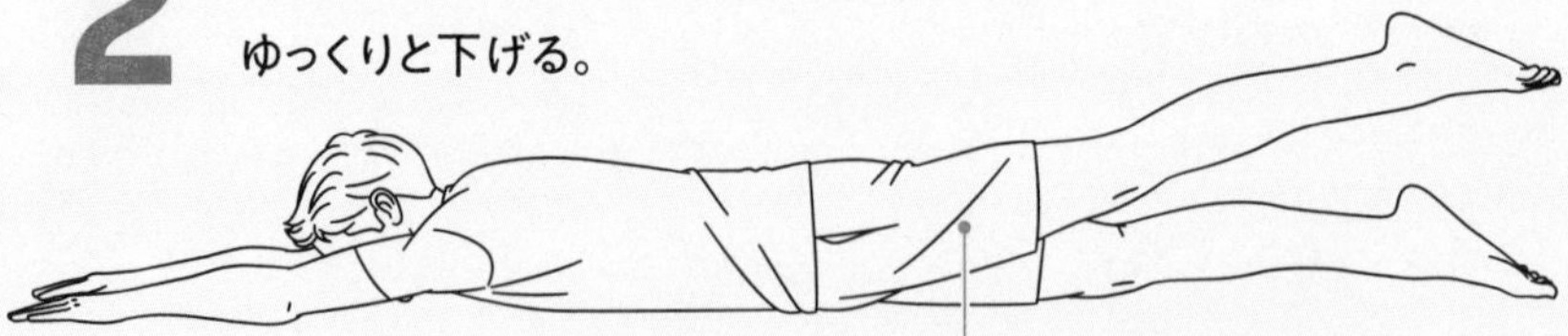

ひざはまっすぐ伸ばしたまま、太ももから脚を持ち上げる。高く上げ過ぎると、腰を痛めるので注意。

POINT

慣れてきたら**1**、**2**を同時に行うと、運動強度が上がります。

3 息を吐きながら3秒間かけて左腕を上げ、ゆっくりと下げる。
腕と同時に顔も上げて視線は左手に。

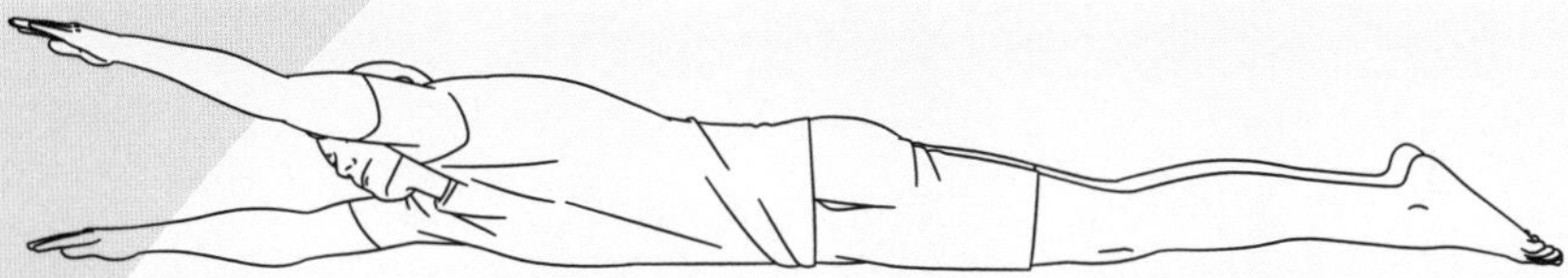

4 息を吐きながら3秒間かけて右脚を上げ、ゆっくりと下げる。
1～**4**を10回繰り返す。

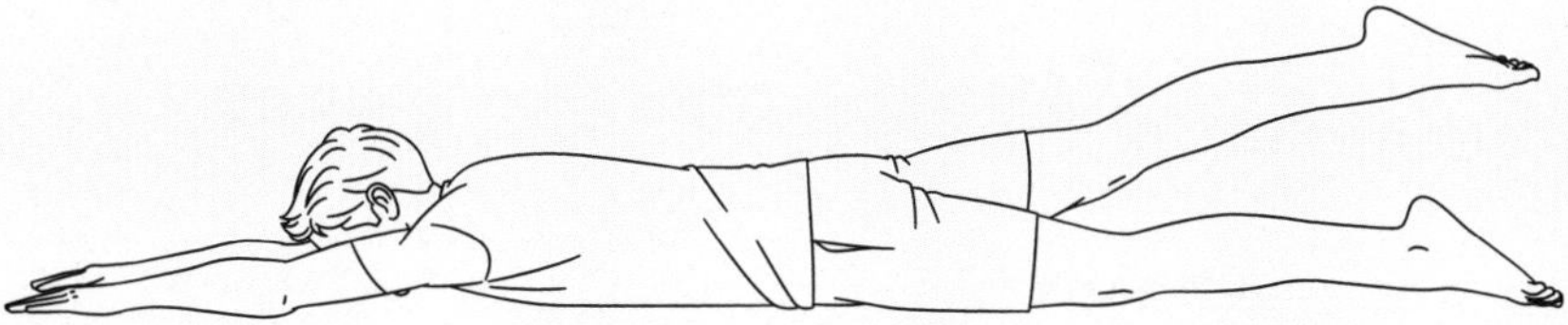

POINT

慣れてきたら**3**、**4**を同時に行うと、運動強度が上がります。

Column

肩甲骨はがしで「見た目年齢」が10歳若くなる!?

第2章では、首や肩などの不調を解消する「5つの神エクササイズ」を紹介しました。これを続けていくと正しい姿勢が身につき、痛みやダルさの症状改善にとどまらず、美容面でも様々な効果が期待できます。

背すじの伸びた正しい姿勢が身につくと、縮んでいた胸の筋肉が伸ばされて、バストアップがはかられます。腹筋も鍛えられるため、ウエストまわりも締まって細くすっきりとしてくるでしょう。

また、体を動かすことで背中やお尻の筋肉が使われるようになり、たるんだ肉がシェイプアップされやすくなります。さらに、血行やリンパの流れもよくなって代謝機能が上がり、老廃物が排出されやすく、太りにくい体に。加えて、下半身の冷えやむくみも解消されます。

こうして全身が引き締まるため、立ち姿が美しくなり、見た目年齢もグッと若々しくなるはずです。整体院やトレーニングジムなどに行かなくても、自宅でできるエクササイズで体の内側も外見も整えることができます。

第3章

肩甲骨はがし＋症状別エクササイズで体をもっとラクにしよう

上半身の不調が腰やひざに連鎖することもあります。症状に応じたエクササイズで改善をはかりましょう。すき間時間でできるエクササイズも紹介します。

コリ、痛み、しびれをとり除く 症状別最強エクササイズ

よくある症状をエクササイズで解消

この章では様々な部位で起こるコリや痛み、しびれに対処する症状別のエクササイズを紹介します。左ページのリストを見て、思いあたる症状がある場合は、第2章のセルフ肩甲骨はがし、「5つの神エクササイズ」とあわせてトライしてみてください。

肩や背中、巻き肩などのエクササイズは、より丁寧に、手厚く、肩甲骨まわりをほぐすことを目的としたもの。肩甲骨はがしとの相乗効果で、首や肩まわりの不快な症状がぐっとラクになるはずです。

腰やひざも不調を抱えている人が多い部位。首から腰や骨盤は、背骨（脊椎）で繋がっているのでトラブルも連鎖しやすく「首→肩→腰→ひざ」の順で痛みの出るパターンがよく見られます。そのため、**腰やひざに不調がある場合は、肩のエクササイズも一緒にとり組むと、下半身の不具合も緩和できる**でしょう。**しびれは神経の圧迫が原因で起こることが多いため、神経周囲の筋肉をほぐして血行を促す**と、改善が期待できます。

症状別のほか、状況別でできるエクササイズも紹介しているので、あわせて実践してみてください。

症状別の悩みを改善するエクササイズ

次のページからは、症状別のエクササイズを紹介しています。自分の症状に合ったエクササイズをやってみましょう。

P.66へ	肩・背中のコリ	イスを使って肩まわり、胸の筋肉をじんわり伸ばし、コリをリセット。
P.68へ	巻き肩・猫背 四十肩・五十肩	表層から深部にいたる筋肉を刺激。コリかたまった胸や肩の筋肉をほぐします。
P.72へ	曲げると痛い 腰痛	このタイプは筋肉が原因であれば、背中や腰を伸ばしましょう。
P.76へ	反らすと痛い 腰痛	ゆっくり曲げて腰を伸ばすことで痛みを和らげます。
P.78へ	ひざの痛み	スクワットで太ももなどの筋肉をほぐし、ひざまわりの緊張を緩和。
P.80へ	腕・手の 痛みやしびれ	首や肩をほぐすことで、神経の圧迫を解き、しびれを改善します。

肩・背中のコリに効くエクササイズ

1日1セット

イスの背もたれを利用して背中を伸ばし、首から肩、背中まわりの筋肉をほぐします。肩や背中のコリにはもちろん、巻き肩や猫背、四十肩・五十肩にも効くエクササイズなので、気がついたときに行って、コリかたまった体をリセットしましょう。

1 イスに深く座り、首のつけねあたりで両手を組む。そのまま背もたれに寄りかかり、背中をゆっくり後ろに反らして10秒間キープする。

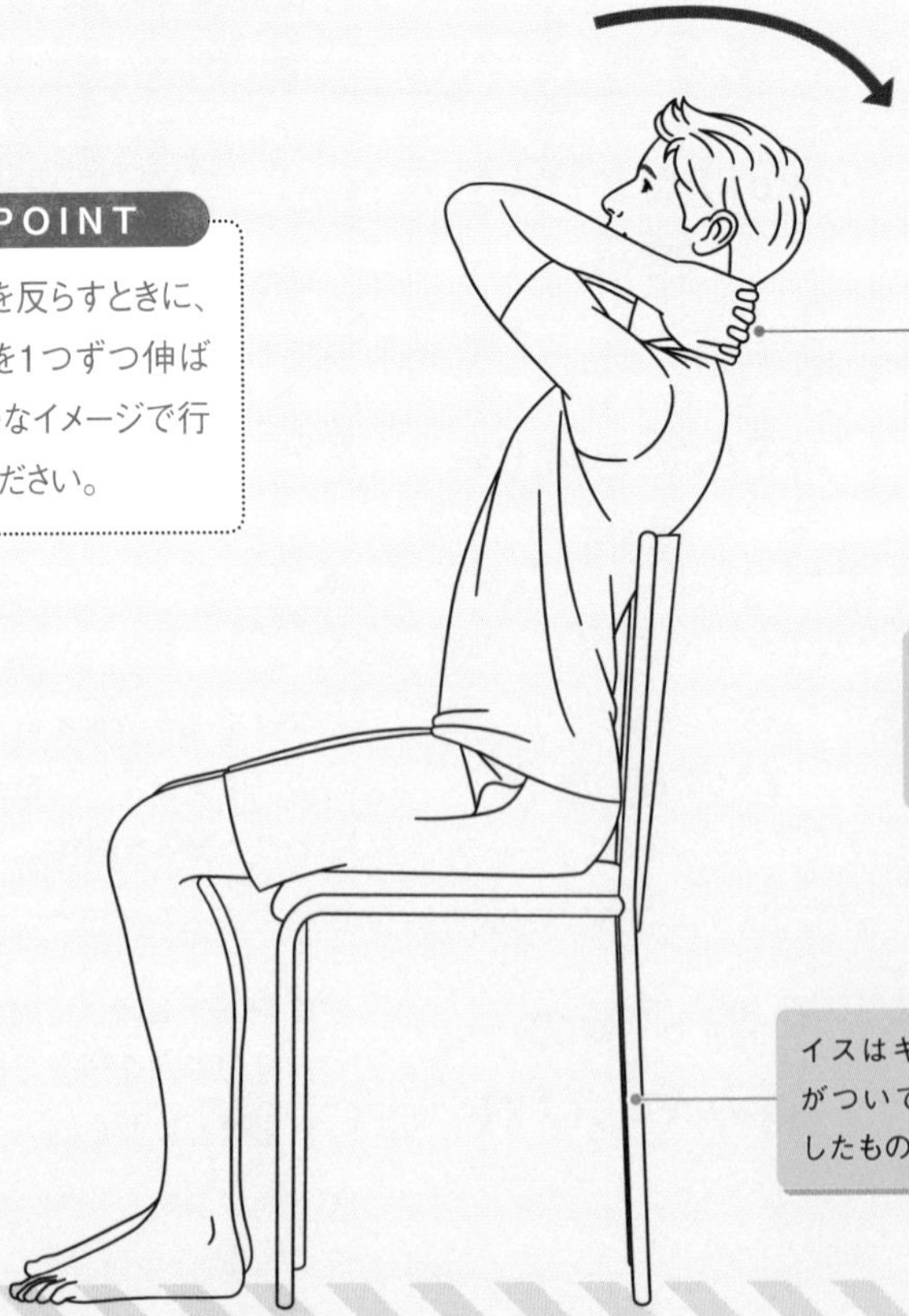

POINT

背中を反らすときに、背骨を1つずつ伸ばすようなイメージで行ってください。

首が反り過ぎないように注意する。

イスはキャスターなどがついていない、安定したものを使用する。

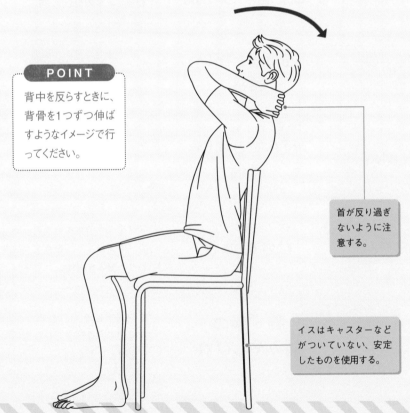

2

座る位置を 1 よりも少し前へずらし、 1 と同じように背中全体を伸ばして10秒間キープする。座る位置をさらに前にずらして、同様に行う。

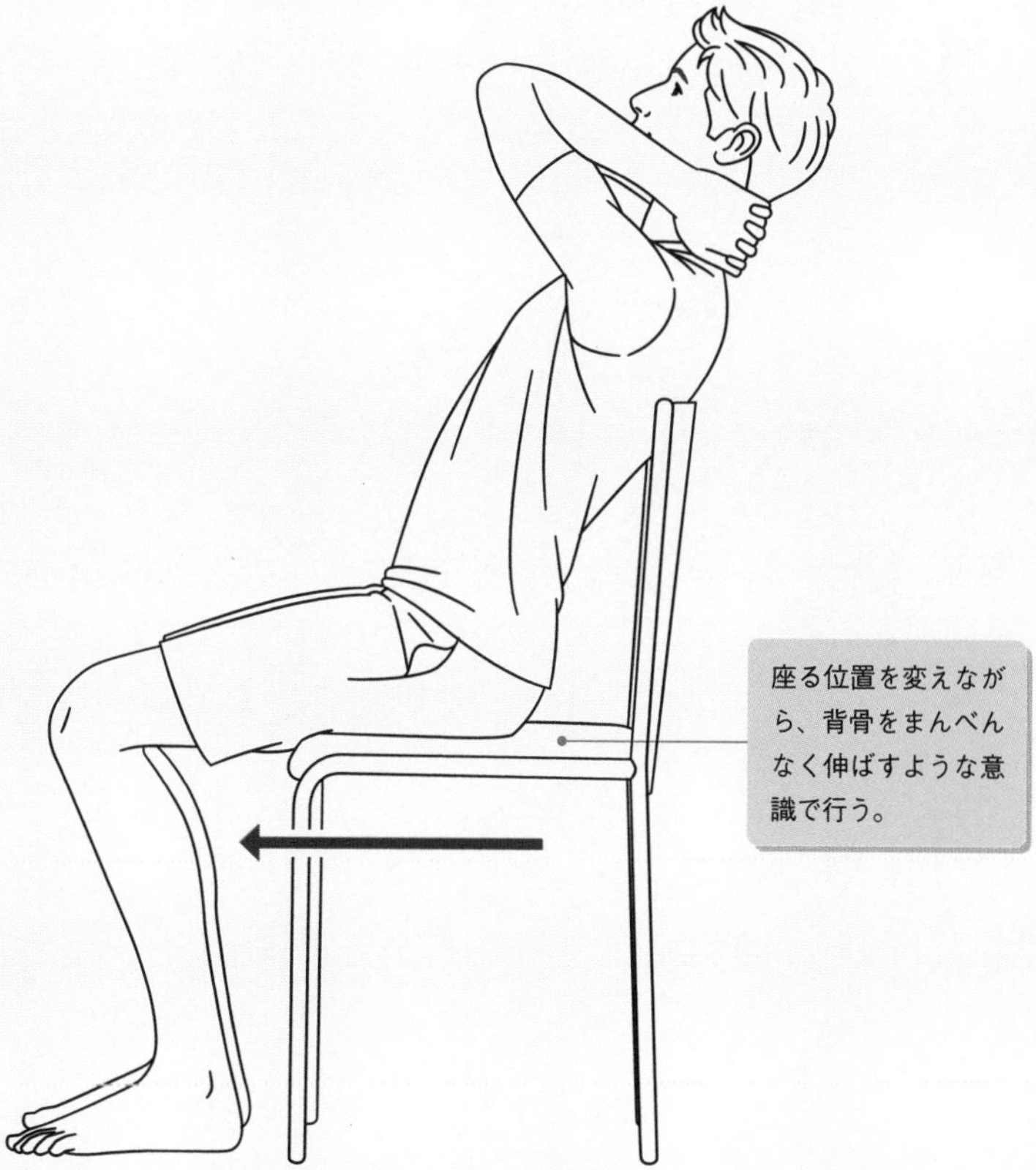
座る位置を変えながら、背骨をまんべんなく伸ばすような意識で行う。

巻き肩・猫背・四十肩・五十肩に効くエクササイズ❶

悪い姿勢の元凶となる巻き肩や猫背、痛みに悩まされる四十肩・五十肩など、肩や背中まわりのトラブル対策に有効なエクササイズです。

1日1セット

1

脚と腕は肩幅よりもやや広く開き、両手をテーブルの縁《ふち》に置く。四つん這《ば》いのような姿勢になり、背中と腰をまっすぐにした状態で、上体を沈めるようにして両腕と腰を10秒間伸ばす。

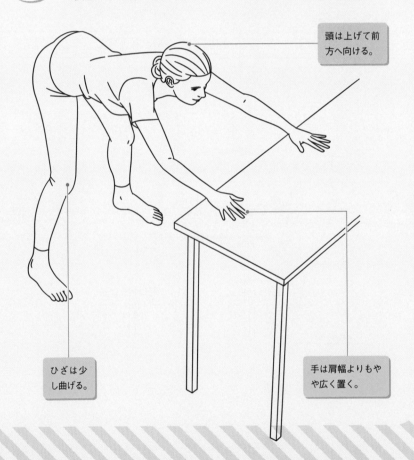

頭は上げて前方へ向ける。
ひざは少し曲げる。
手は肩幅よりもやや広く置く。

2

左ひざを曲げ、右肩と右腰を体の内側に入れて10秒間キープ。右肩から右腰までをじんわりと伸ばす意識で行う。反対側も同様に行い、これを3回繰り返す。

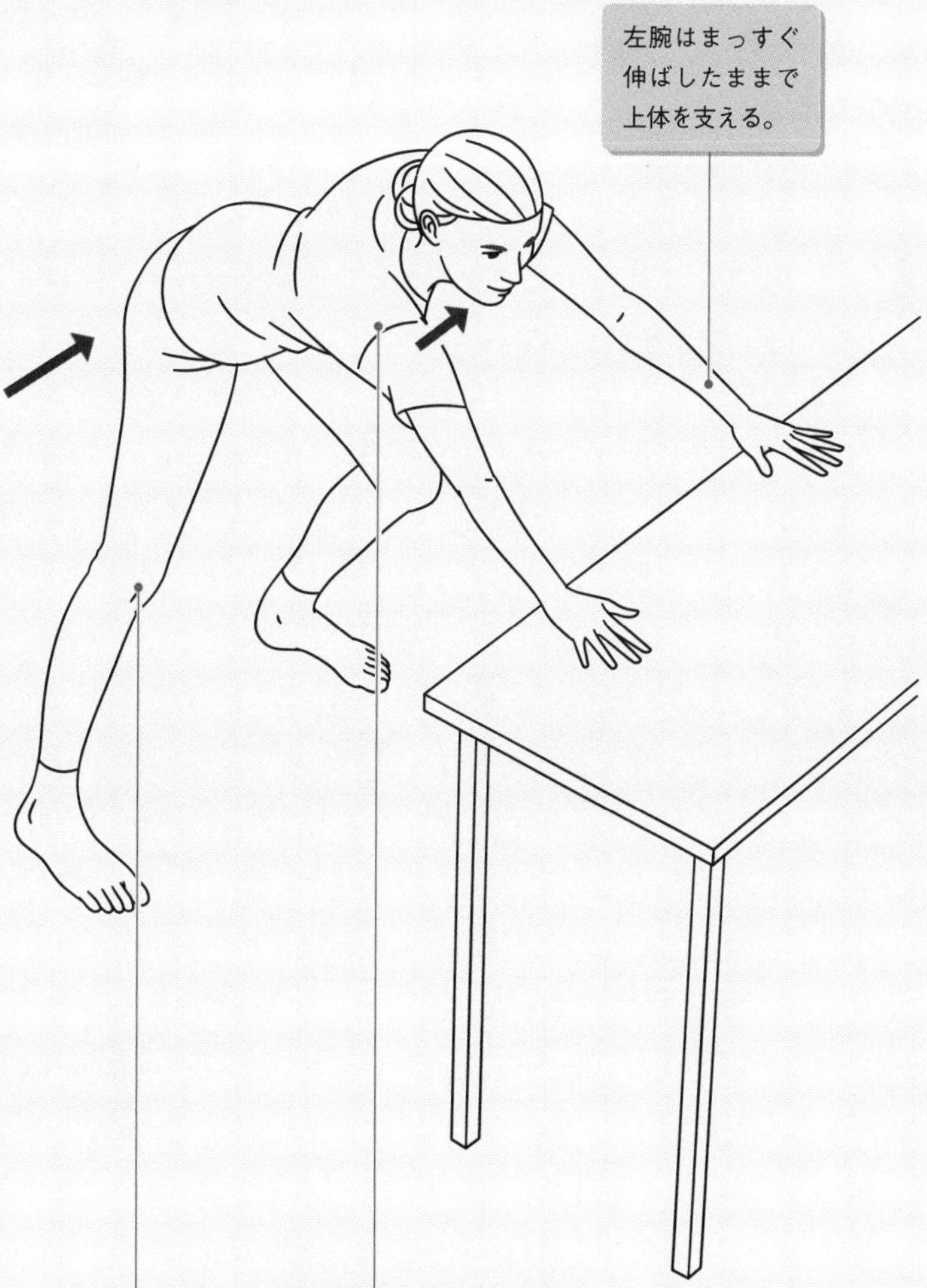
左腕はまっすぐ伸ばしたままで上体を支える。
右ひざは伸ばす。
肩まわりの筋肉をゆっくり伸ばすことで、丸まった肩や背中をほぐす効果も。

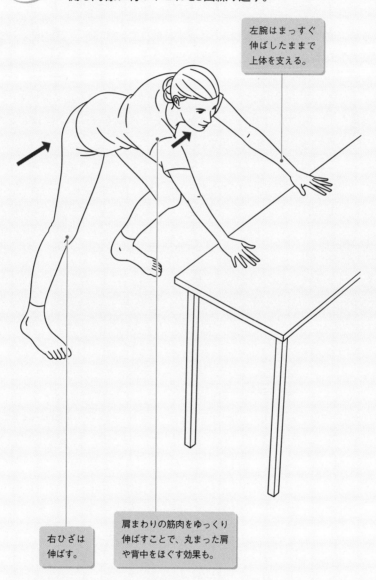

巻き肩・猫背・四十肩・五十肩に効くエクササイズ❷

後ろ腕、胸や肩まわりの筋肉をほぐします。伸ばすときに肩甲骨をぐっと寄せるようなイメージで行いましょう。

1日1セット

1 テーブルに背を向けて立ち、肩幅よりも腕を広く開いて、テーブルに後ろ手をつく。両腕の内側をまっすぐ伸ばしたまま、左足を前へ出す。

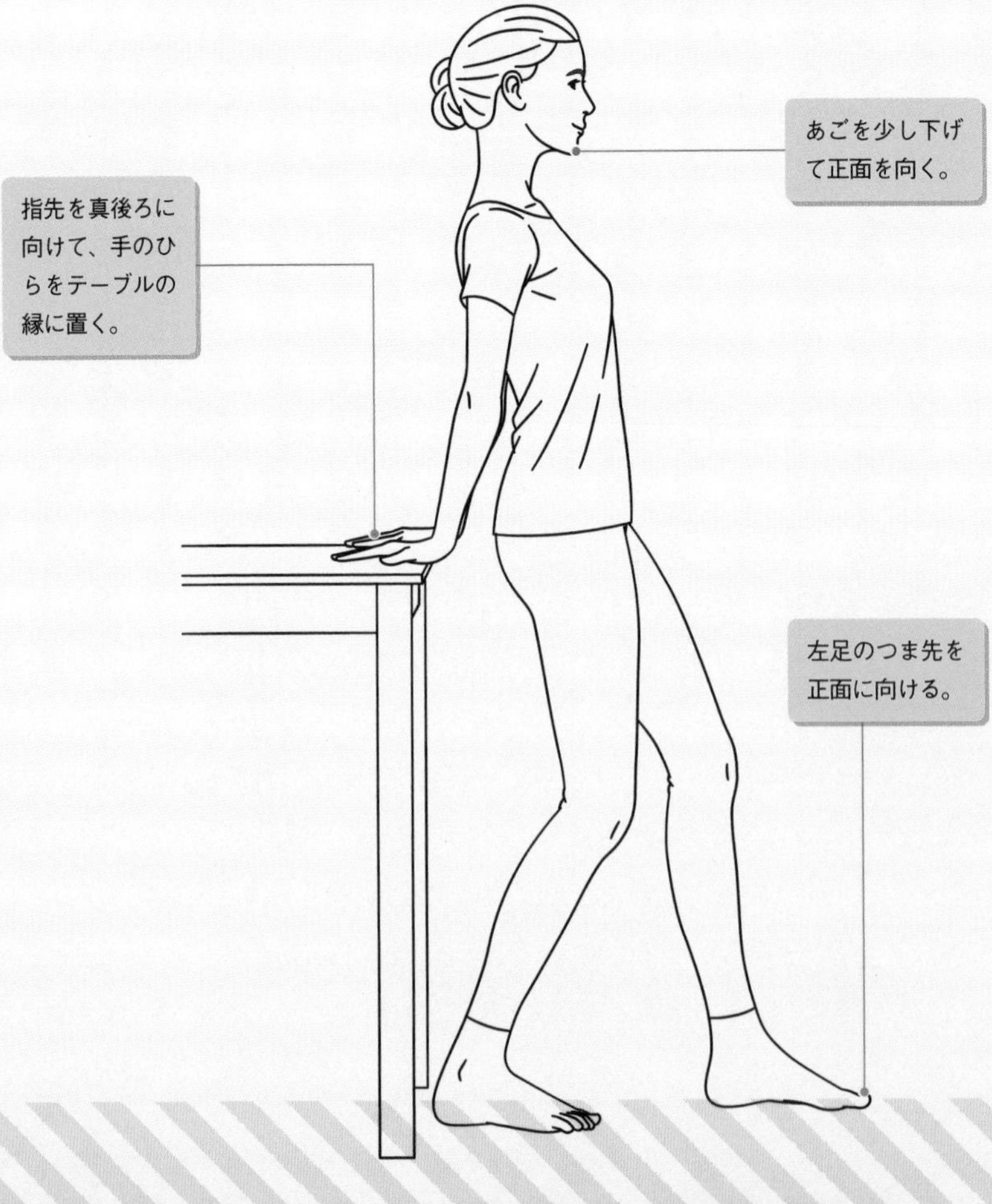
あごを少し下げて正面を向く。
指先を真後ろに向けて、手のひらをテーブルの縁に置く。
左足のつま先を正面に向ける。

2 左足に重心をかけて腰を落とし、両腕の内側をまっすぐ伸ばしたまま10秒間キープ。反対側も同様に行い、これを3回繰り返す。

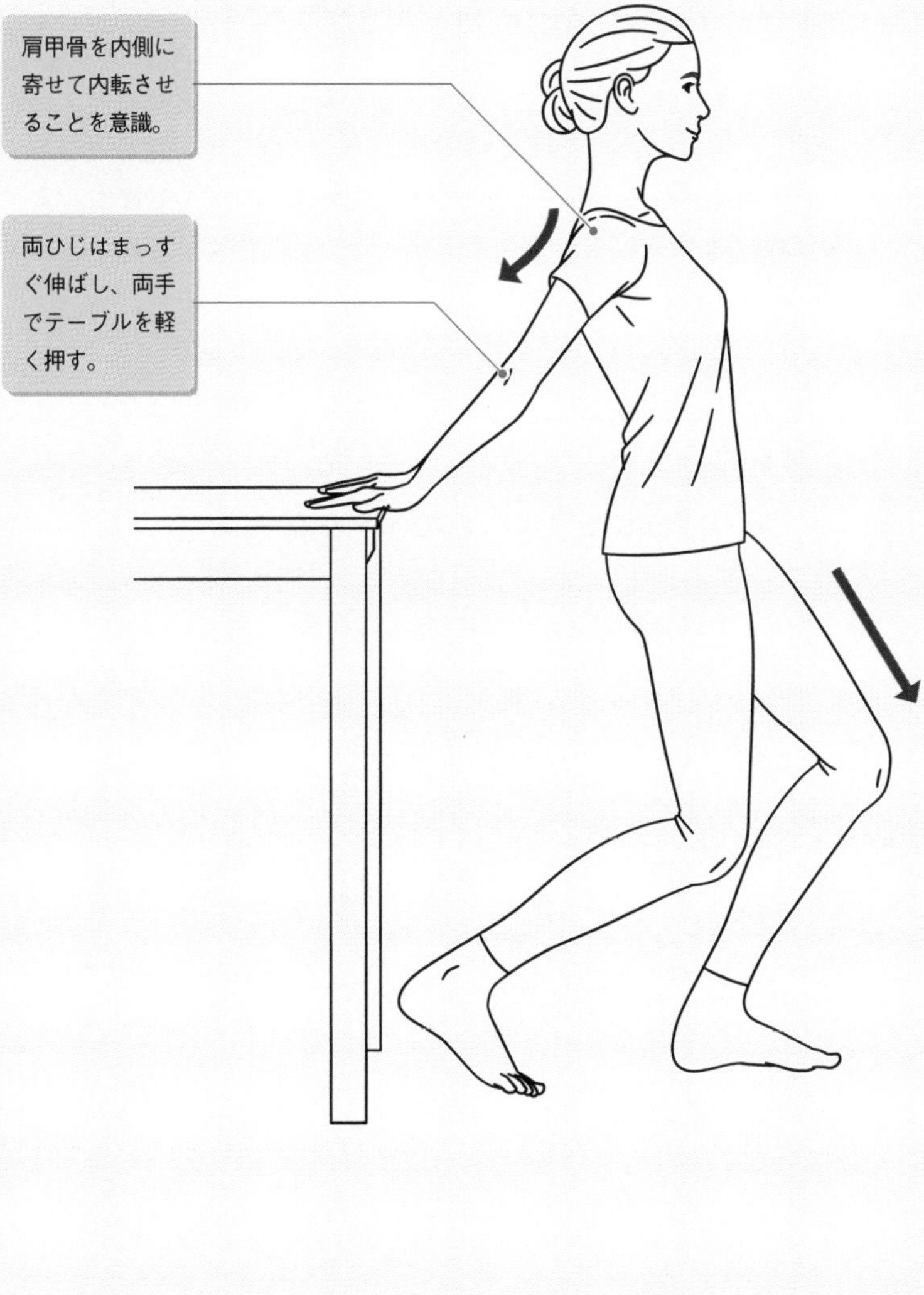
肩甲骨を内側に寄せて内転させることを意識。
両ひじはまっすぐ伸ばし、両手でテーブルを軽く押す。

曲げると痛い

腰痛に効くエクササイズ❶

悪い姿勢や動作のクセで背中が丸まると、腰にも負担がかかり続けます。胸と腰を伸ばすことでこわばりをほぐしましょう。P.74～75のエクササイズとセットで行うと効果的です。

1日1セット

このエクササイズを行ったときに、腰やお尻、脚などに痛みが発生した場合は、すぐに中断してください。痛みがある場合は、腰の変形や椎間板ヘルニアの可能性があるので、整形外科の診断をおすすめします。また、①②の動きがラクにできるようになってから、③を行うようにしてください。

1

両ひじを曲げた状態でうつ伏せになる。

※この状態で痛みがでたらすぐに中断してください。伸ばされて気持ちがいいと感じる場合は、エクササイズを続けましょう。

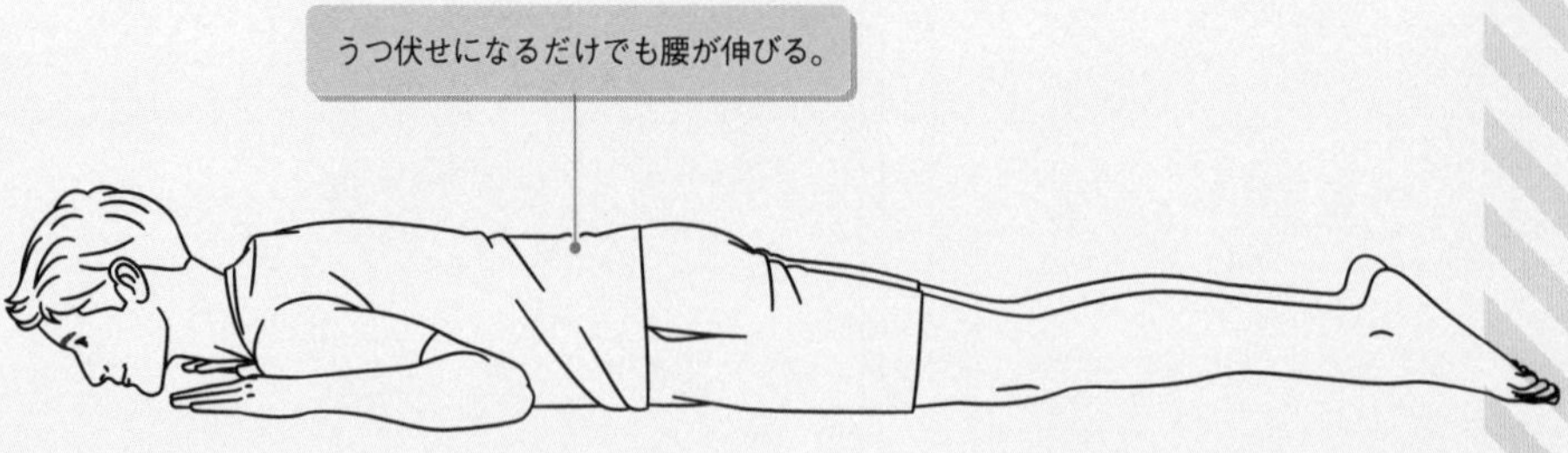
うつ伏せになるだけでも腰が伸びる。

2 3秒間かけて両ひじで上体を支えながら腰を反らす。ゆっくりうつ伏せに戻る。これを10回繰り返す。

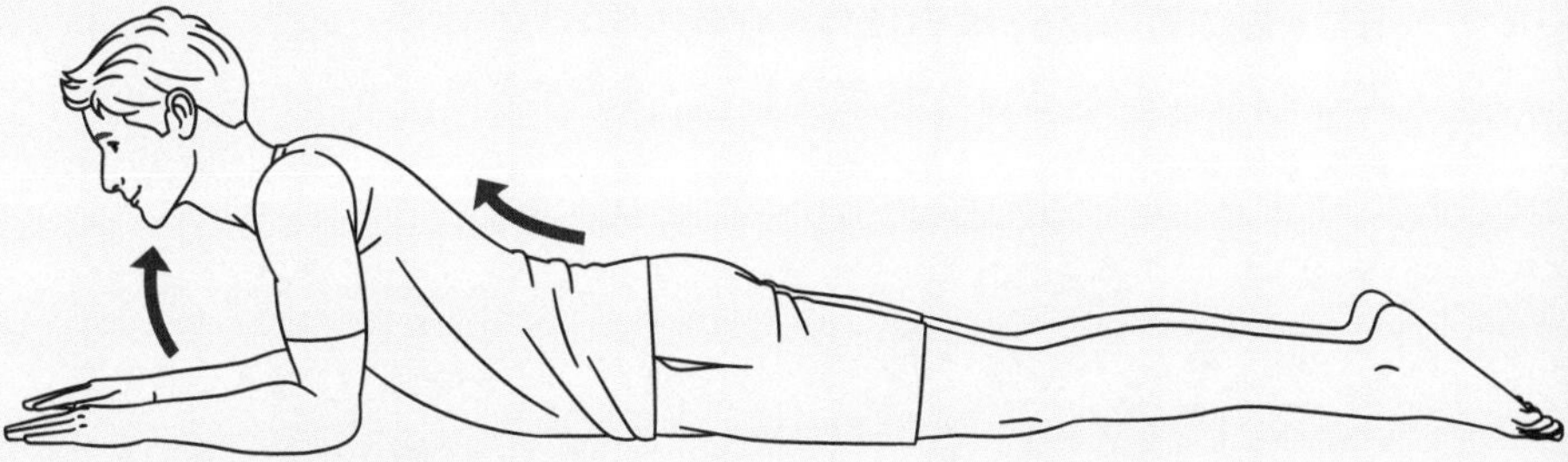

3 3秒間かけて両ひじを伸ばして上体を起こし、腰を反らす。ゆっくりうつ伏せに戻る。これを10回繰り返す。

※①②の動きがラクにできるようになってからこのエクササイズは行うようにしてください。

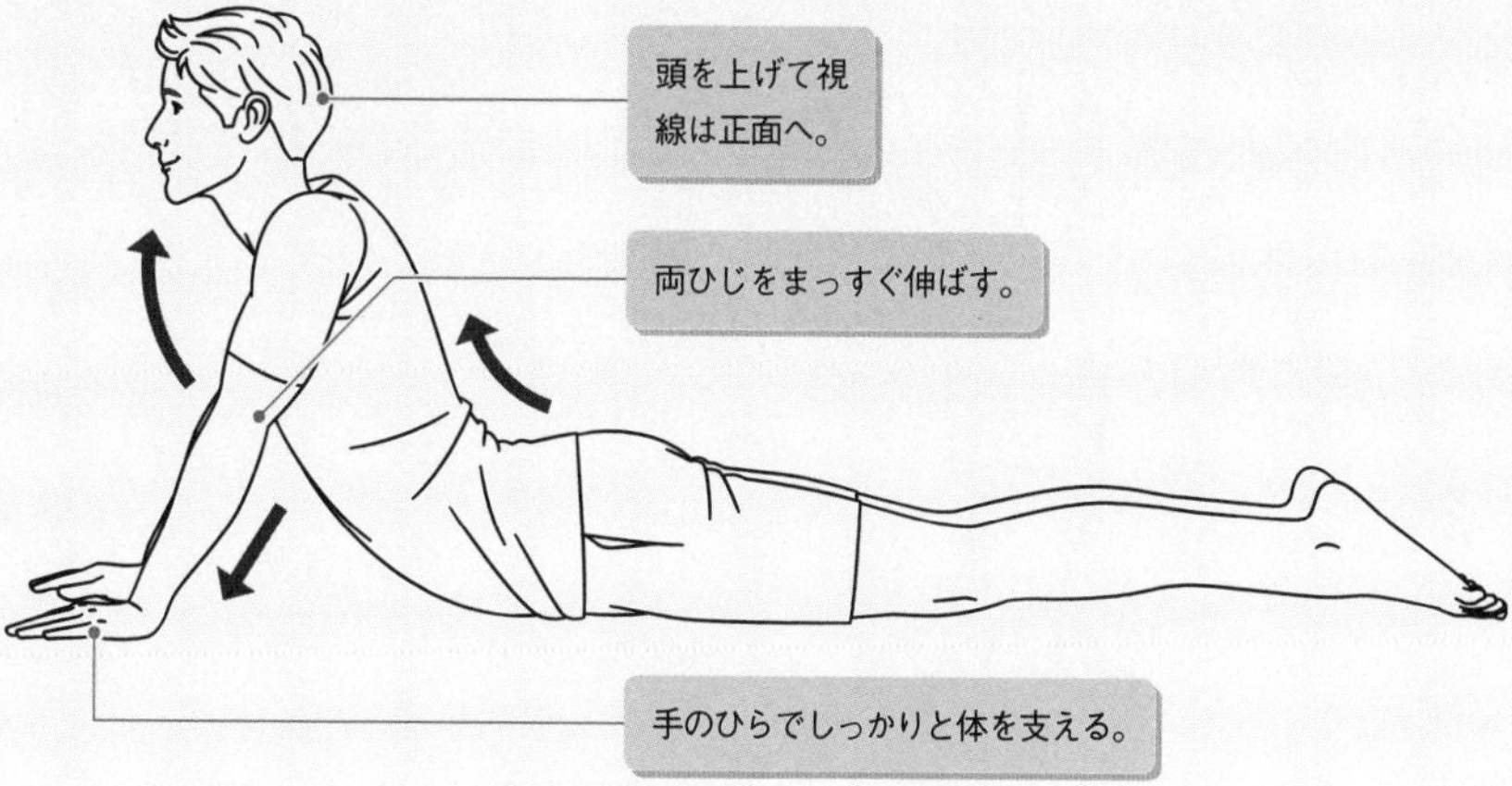
頭を上げて視線は正面へ。
両ひじをまっすぐ伸ばす。
手のひらでしっかりと体を支える。

曲げると痛い

腰痛に効くエクササイズ❷

骨盤を前に出しながら、背すじを伸ばすエクササイズです。簡単な動きですが、しっかりと動かすことで腰痛や姿勢の改善に繋がります。

症状が気になったときにやってみよう!

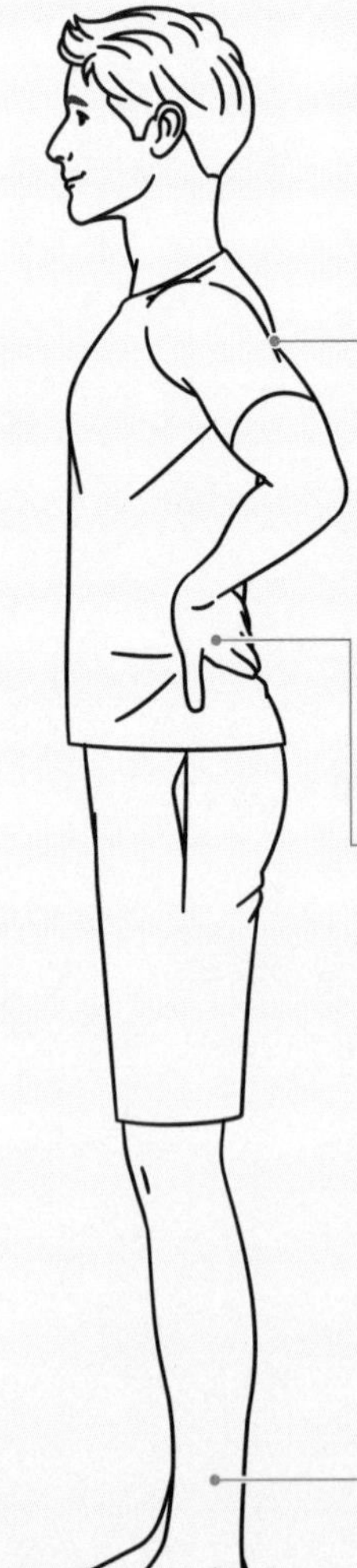

1

足は肩幅に開き、背すじを伸ばしてまっすぐに立つ。両手は腰にあてる。

背すじを伸ばす。

親指は下向きに、残りの4本の指は横向きにして腰を支えるように手をあてる。

足は肩幅に開く。

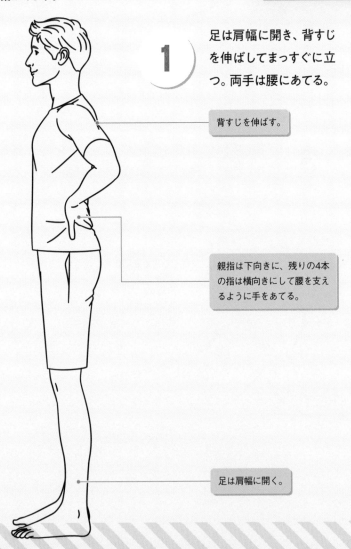

2

骨盤を前に突き出しながら体を反らし、ゆっくりと元の姿勢に戻る。これを10回繰り返す。

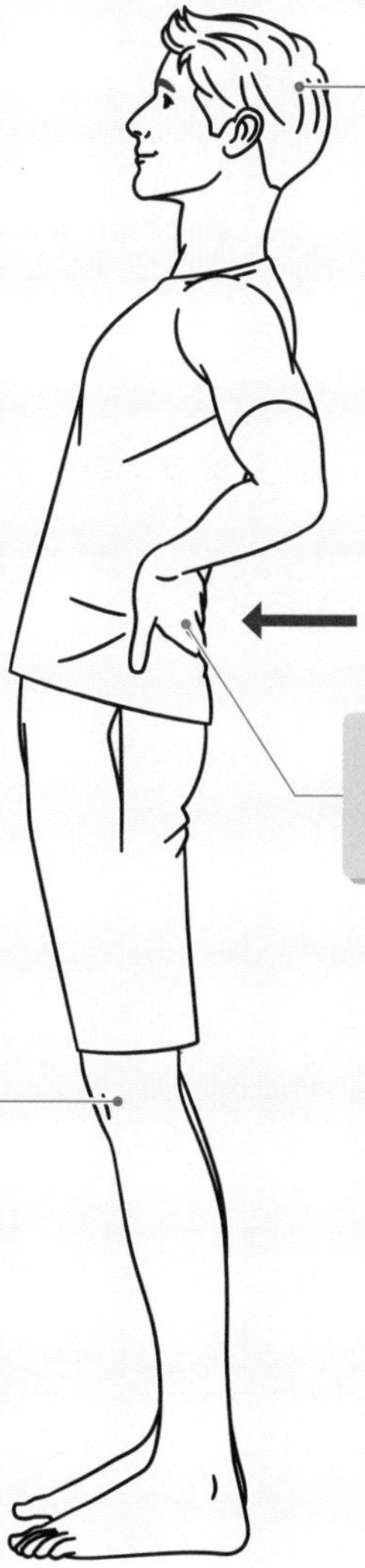
頭は反り過ぎないように注意。あごをしっかりと引いて行う。
手の位置を下から上へ移動させながら、腰椎（腰骨）を1つずつ伸ばすイメージで行う。
ひざは曲げない。

腰を反らしたときに、お尻や下半身（脚）に痛みが発症した場合は、エクササイズを中断してください。腰の変形や椎間板ヘルニアの可能性があるので、整形外科の受診をおすすめします。

反らすと痛い

腰痛に効くエクササイズ

反らすと痛いタイプの腰痛には、縮こまった腰まわりやお尻をじんわり伸ばすエクササイズが有効です。無理せず、ゆっくり行いましょう。

1日1セット

1 仰向けの状態で、両手で両ひざを抱えて、10秒間キープする。さらに両ひざを胸に引き寄せて10秒間キープする。これを2～3回繰り返す。

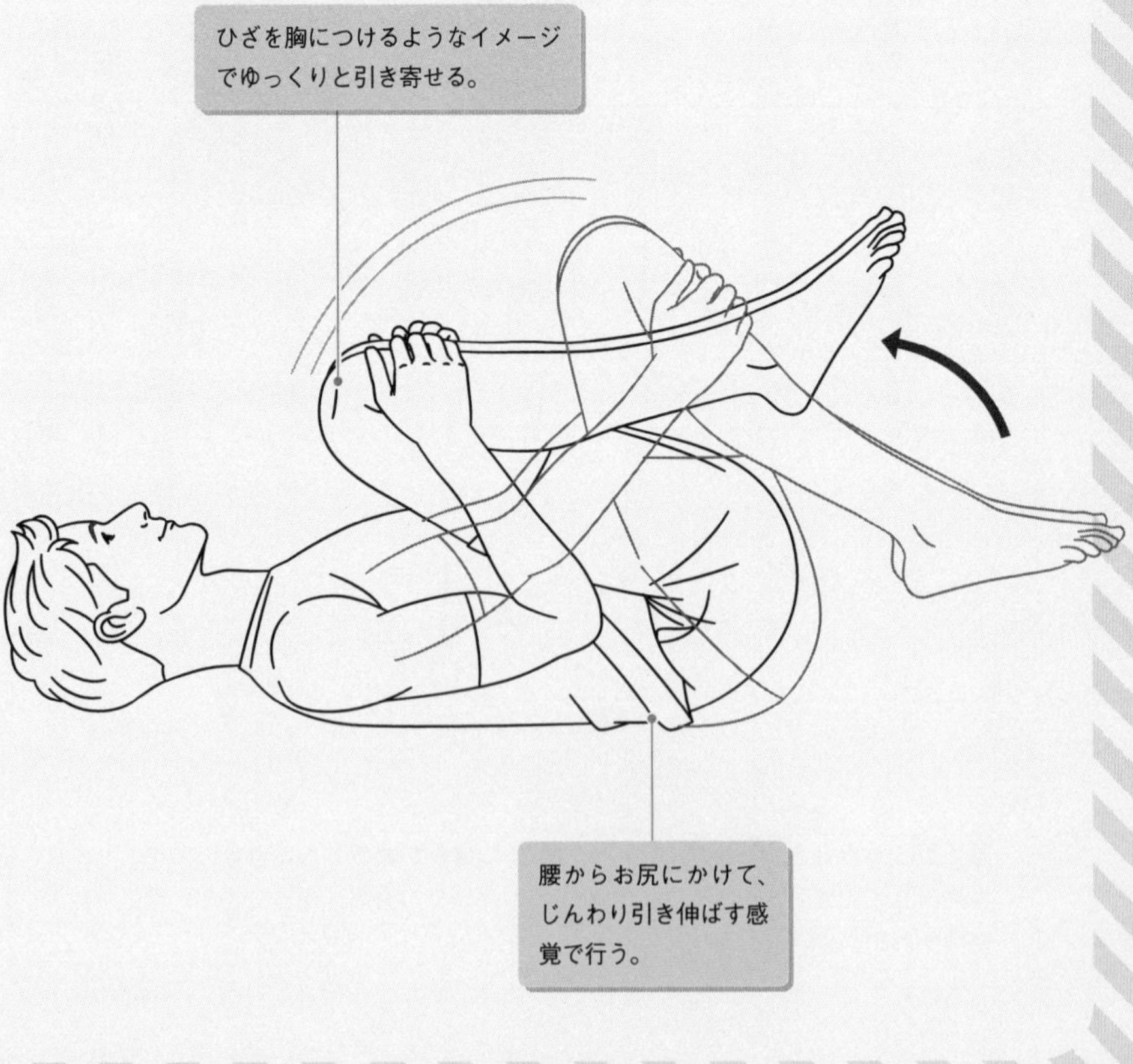

ひざを胸につけるようなイメージでゆっくりと引き寄せる。
腰からお尻にかけて、じんわり引き伸ばす感覚で行う。

2

イスに座り、肩幅より広めに脚を広げる。上体をゆっくり前に倒して両手で足首をつかみ、股の間から後方を覗くような姿勢を10秒間キープ。ゆっくり上体を起こす。これを2〜3回繰り返す。

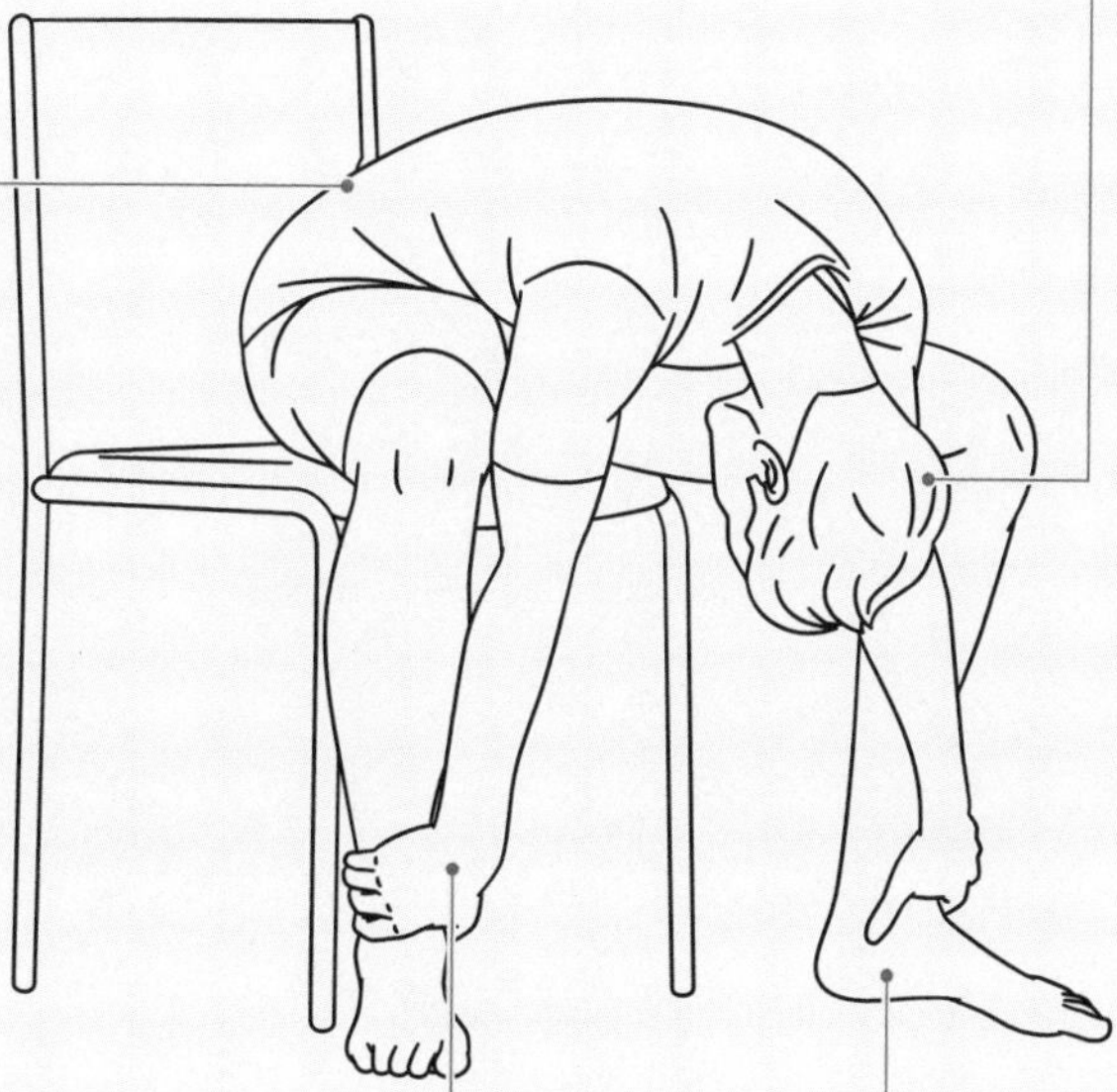
股の間から後方を覗く。
背中から腰、お尻にかけてしっかり伸ばすことを意識する。
手で足首をしっかりつかむ。
足を大きく開く。

腰を曲げたときに、お尻や下半身（脚）に痛みが発症した場合は、エクササイズを中断してください。腰の変形や椎間板ヘルニアの可能性があるので、整形外科の受診をおすすめします。

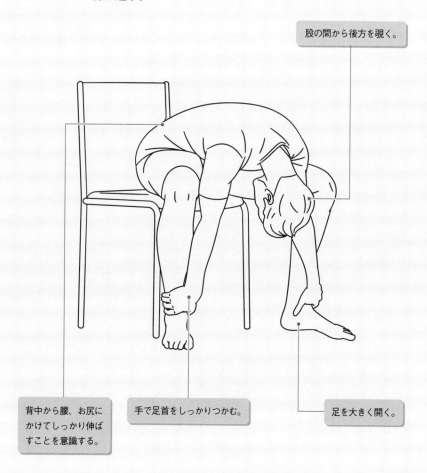

ひざの痛みに効く エクササイズ

太ももやすねなど、ひざまわりの筋肉を強化します。曲げ伸ばしの動作をゆっくり行うことで、効果が上がり、むくみの改善も期待できます。

1日1セット

1 仰向けに寝て、両ひざを立てる。

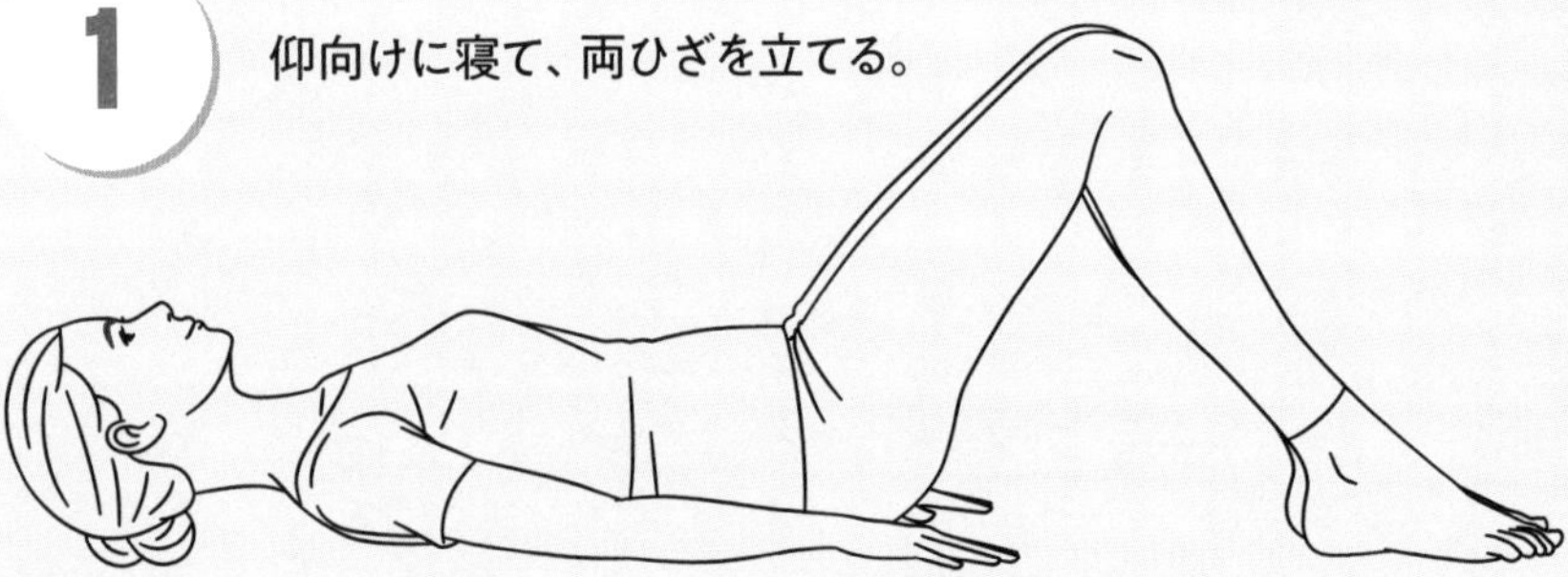

2 右脚をまっすぐに伸ばしたら、右足首を手前に曲げて3秒間キープして 1 に戻る。これを左右交互に10回ずつ繰り返す。

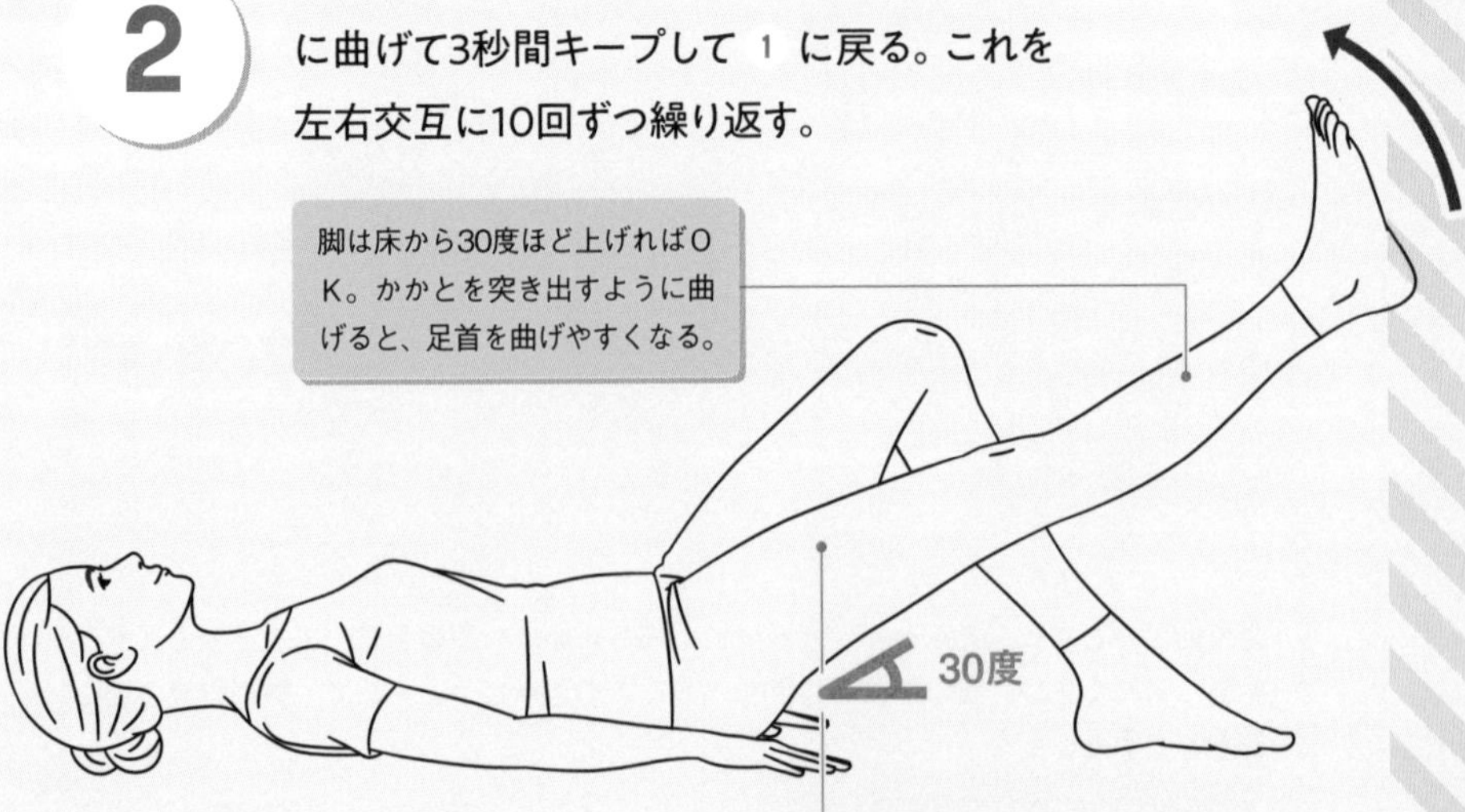

脚は床から30度ほど上げればＯＫ。かかとを突き出すように曲げると、足首を曲げやすくなる。
30度
太ももの前側やお尻の筋肉が刺激される。

3 立ち上がり、両足を肩幅程度に開く。

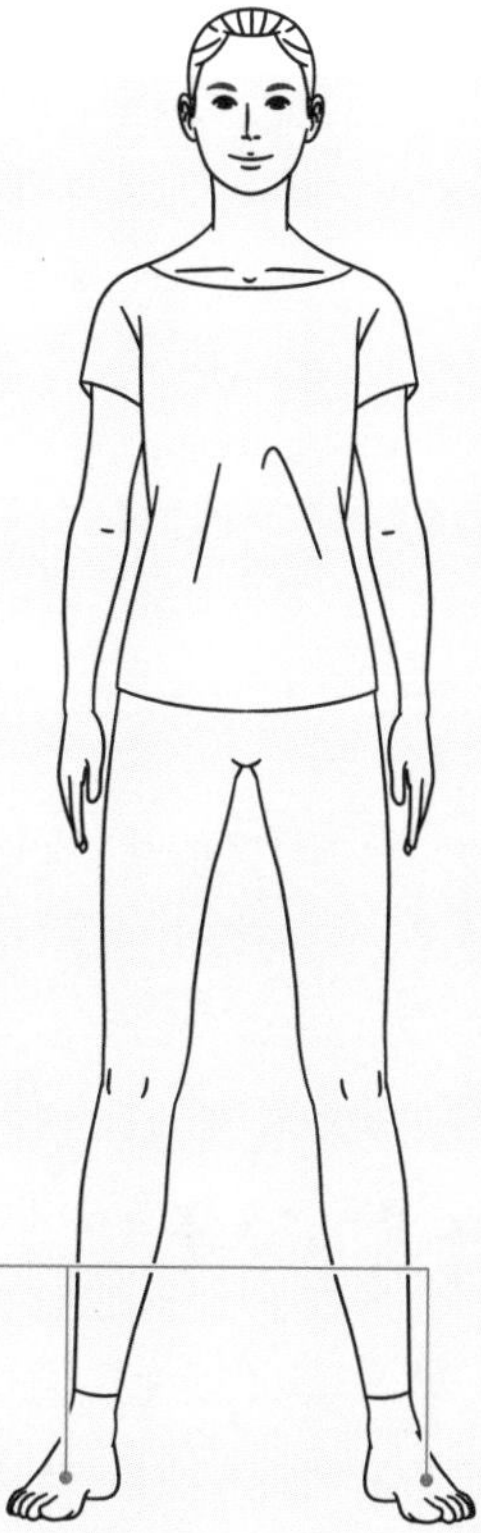

開いた足のつま先がやや外側に向くようにする。

背すじを伸ばす。

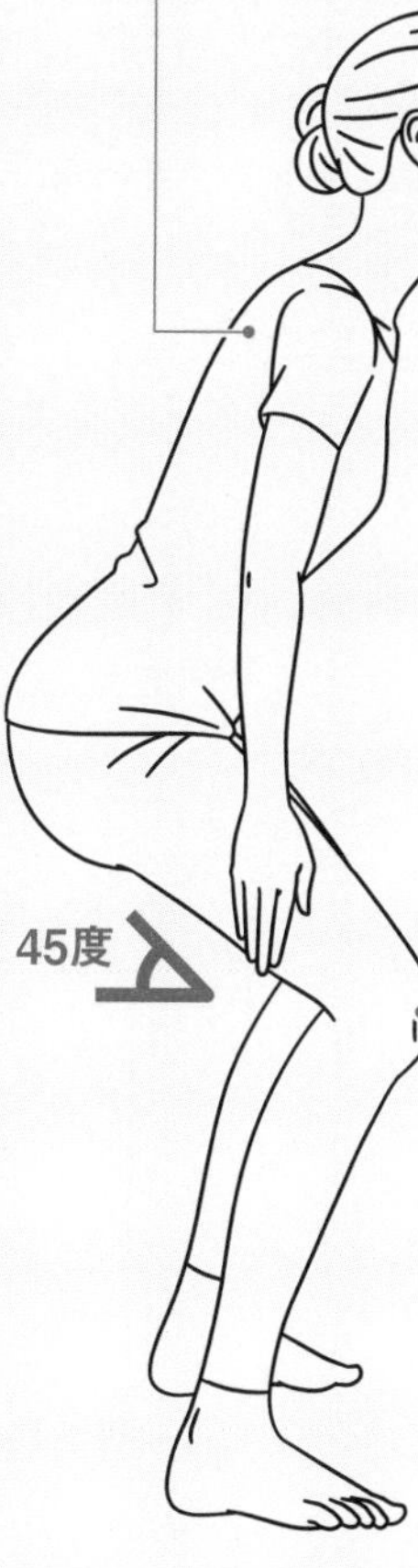

4 3秒間かけてひざを45度ほど曲げ、ゆっくりと元に戻す。これを10回行う。

ひざをつま先より前へ出さないように行う。

POINT

通常のスクワットよりも、ひざを曲げる角度は浅め。体がふらついたり、ひざに痛みを感じたりしたら、イスの背もたれなどをつかんで行ってもOK。ひざを曲げたときにO脚やX脚にならないよう、ひざのお皿が足の親指のつけ根あたりに向くようにしましょう。

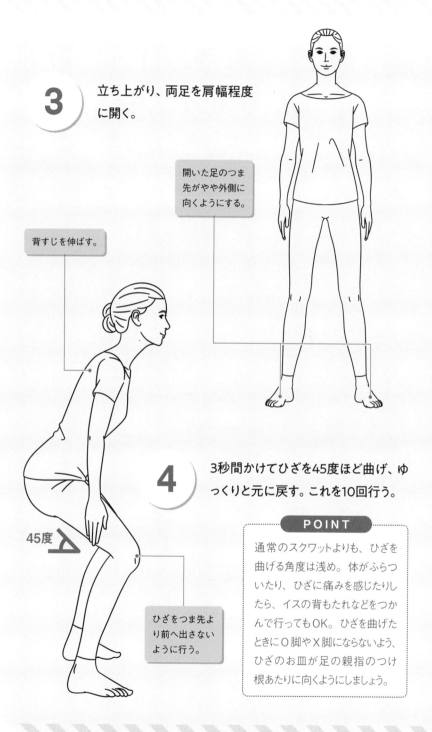

腕・手の痛みやしびれに効くエクササイズ❶

首や肩まわりの筋肉をほぐして血行を改善。神経の動きをよくすることで、首から腕に続く神経の緊張を解きます。P.82～83のエクササイズとセットで行ってください。

1日1セット

1

イスに座った状態で、肩甲骨を意識しながら肩の上げ下げをリズミカルに10回繰り返す。

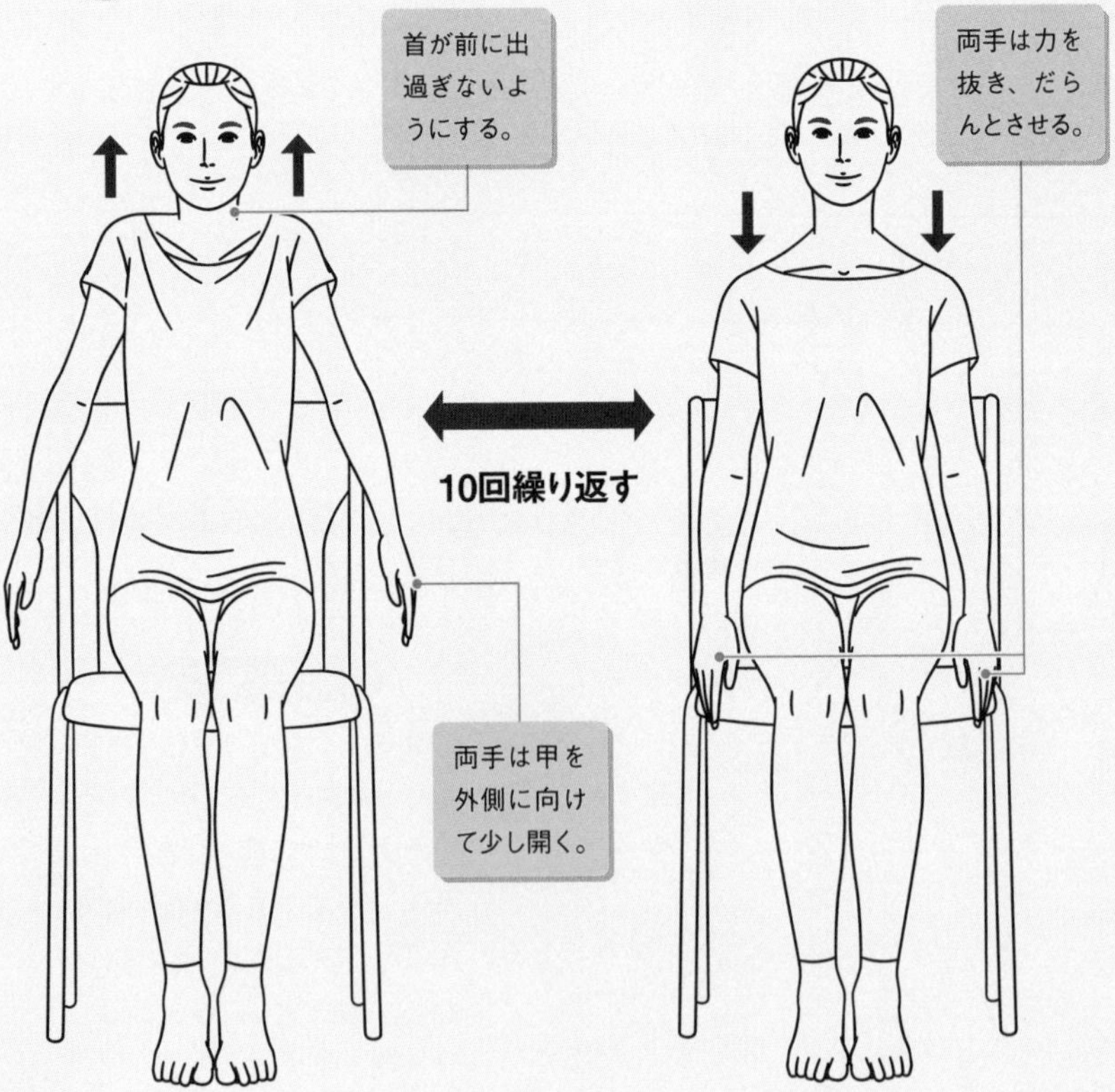
首が前に出過ぎないようにする。
両手は力を抜き、だらんとさせる。
10回繰り返す
両手は甲を外側に向けて少し開く。

腕や手のしびれは、頸椎の横側（横突起）から出て第1肋骨につく前斜角筋と中斜角筋の間で、腕に行く神経や血管が挟まれて起こることが多いもの。前斜角筋や僧帽筋などをほぐすことで緩和されます。

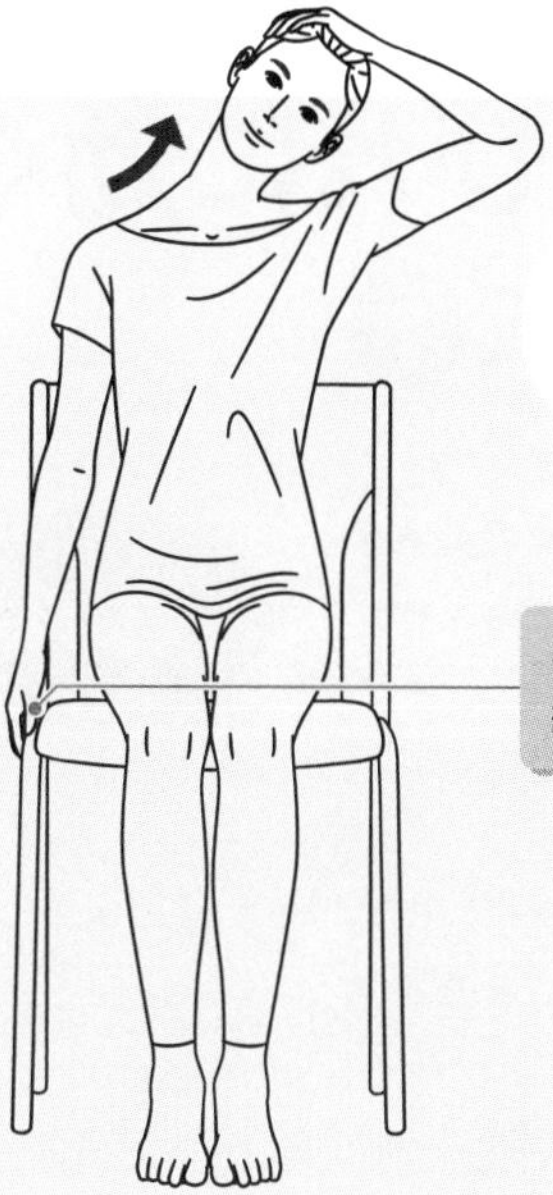
手はイスの
縁を持つ。

2

左手を右側頭部にあて、頭を左に倒し、首すじを伸ばして10~20秒間キープする。

POINT

手は頭にあてるだけ。引っ張らないように注意。

3

あごを右上に向け、顔の角度を変えて10~20秒間キープする。

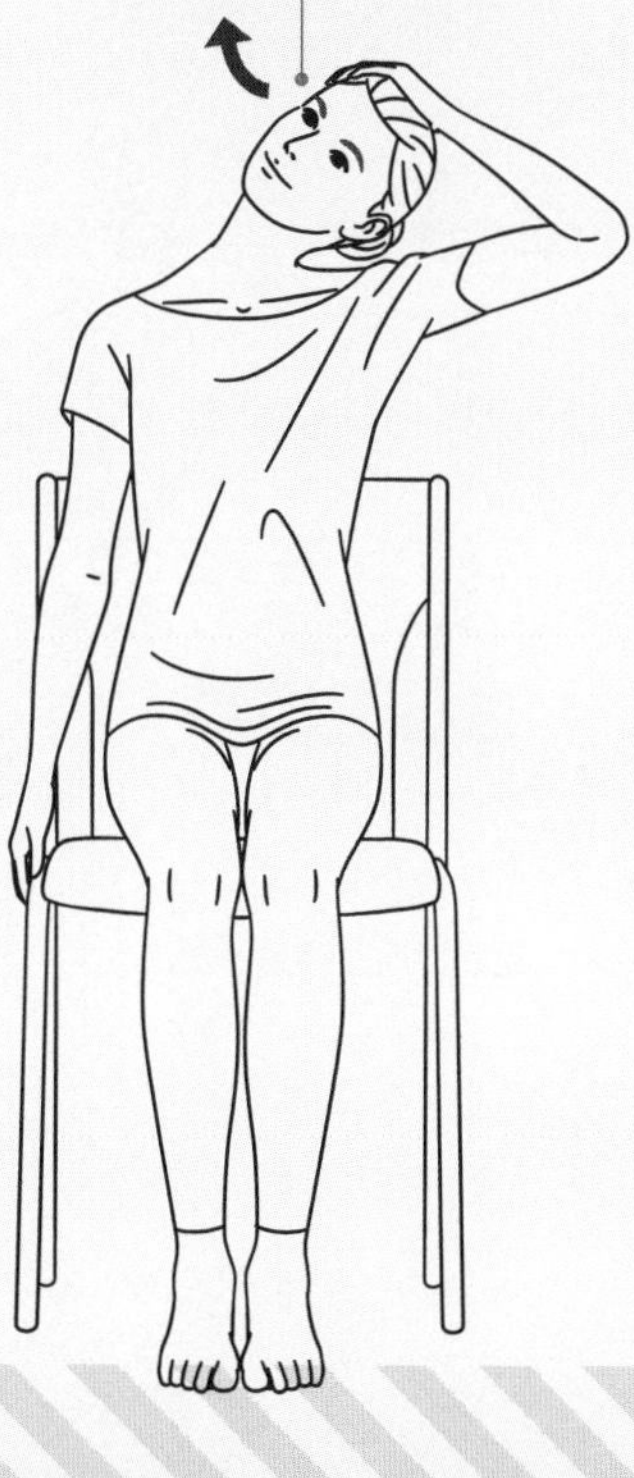
頭を斜め上に少しひね
るようなイメージで行う。

4

あごを左の脇の下に向け、顔の角度を変えて10~20秒間キープし、ゆっくりと元に戻す。2～4の順に反対側も同様に行う。これを3回繰り返す。

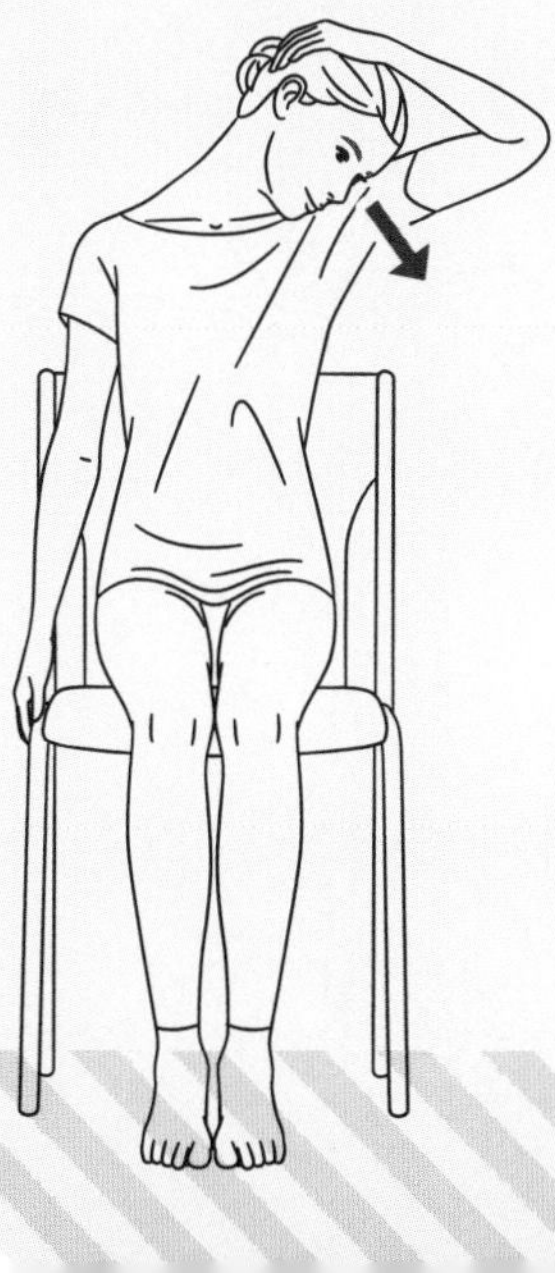

腕・手の痛みやしびれに効くエクササイズ②

腕を走る神経に刺激を与えて、神経周囲の組織液の流れをよくするエクササイズです。体の動きも改善され、痛みやしびれも緩和します。

1日1セット

1

背すじを伸ばしてイスに座る。3秒間かけて頭を左側に倒しながら、右手のこぶしを握り、ひじを曲げる。

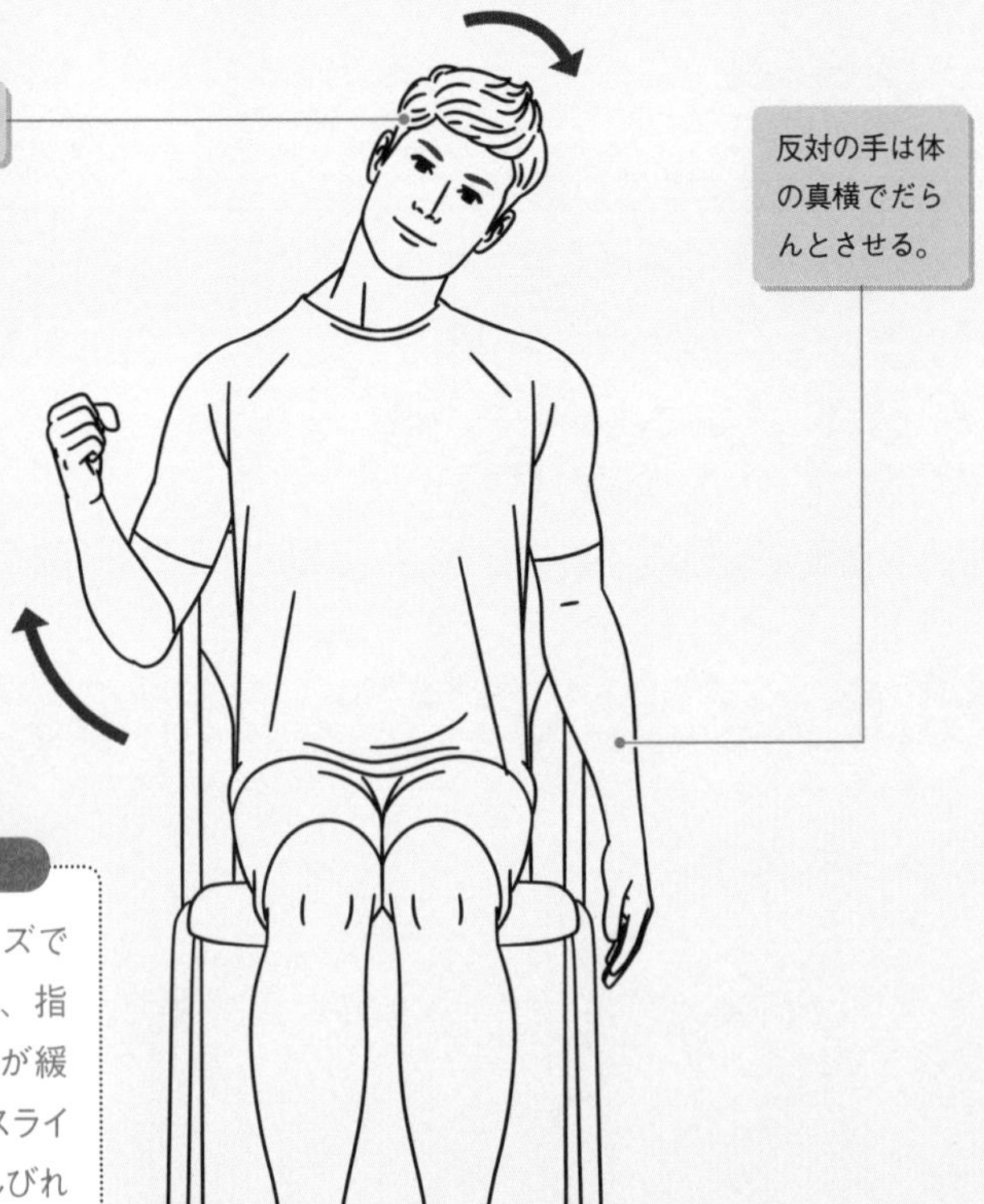

頭はゆっくり倒す。
反対の手は体の真横でだらんとさせる。

POINT

このエクササイズで首の右側から腕、指先まで通う神経が緩み、首の方へスライドして、痛みやしびれが改善されます。

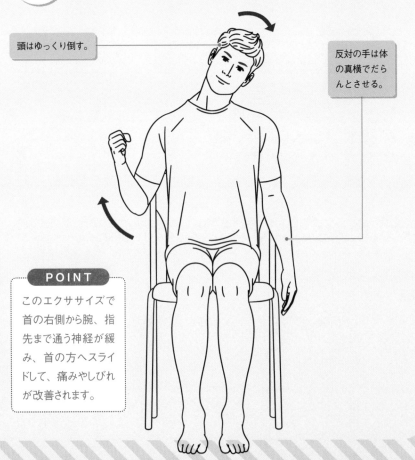

2

3秒間かけて頭を右側に倒しながら右腕を下に伸ばし、握っている手を外側に向けて開く。ゆっくり頭を戻す。1～2の順に反対側も同様に行う。これを3回繰り返す。

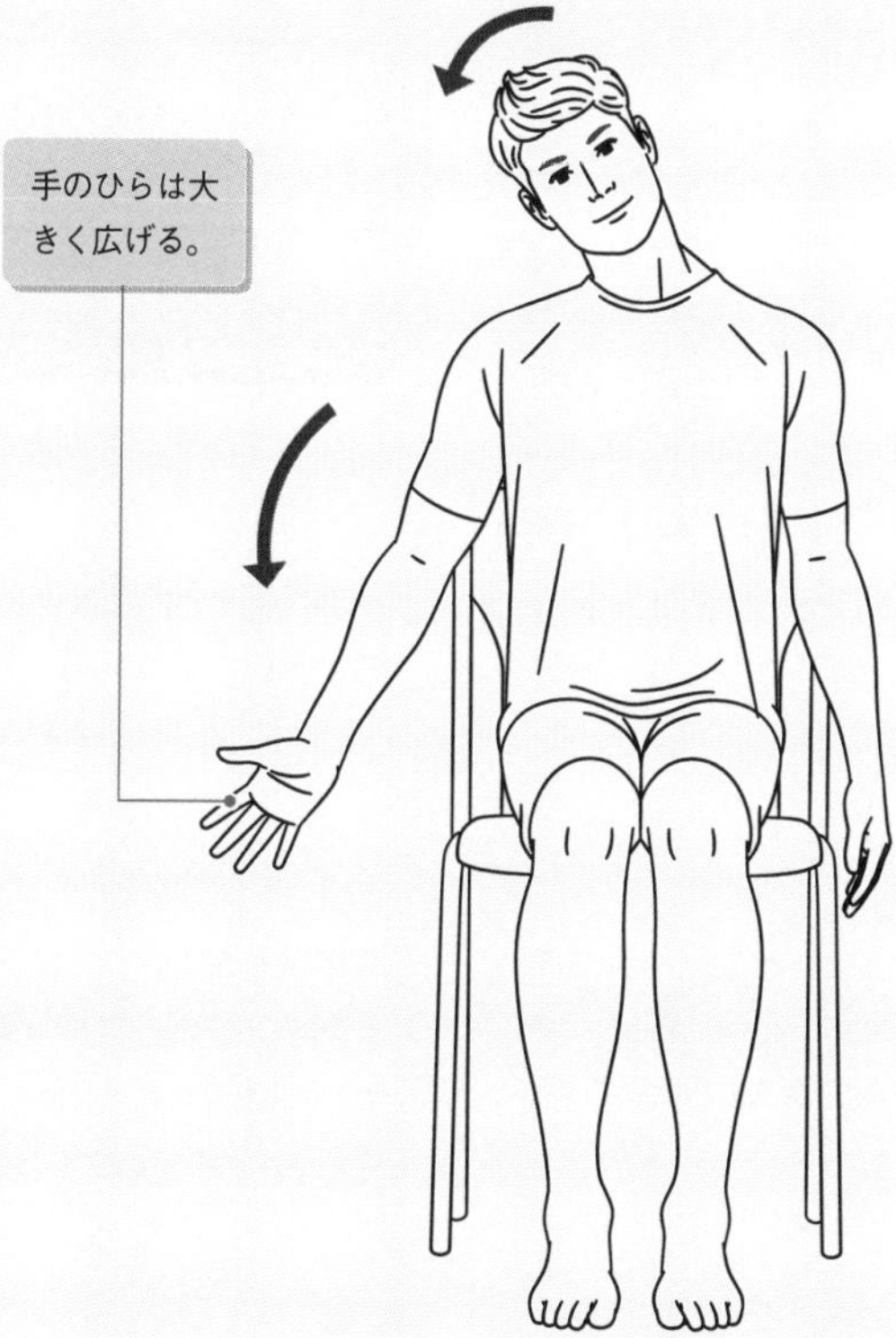
手のひらは大きく広げる。

POINT

このエクササイズで首の右側から腕、指先まで通う神経が緩み、指先の方へスライドして、しびれや痛みが改善されます。

腕のしびれが改善されたことを確認する方法

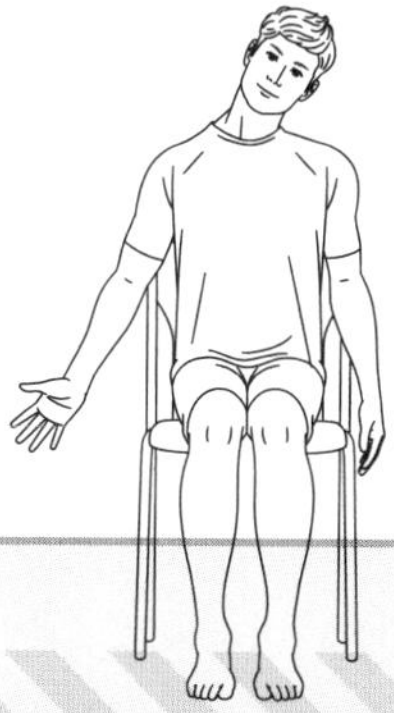

頭を左側に倒しながら右のひじを伸ばし、手のひらを外側に向けて開く。

↓

反対側も同様に行い、痛みやしびれを感じなければエクササイズの効果が表れた証拠。

仕事の合間にもできる!

タオルストレッチ

仕事や勉強中に肩のコリを感じたとき、タオルやハンカチなどを使って行います。肩甲骨まわりがほぐれ、可動域も広がります。

症状が気になったときにやってみよう!

1 イラストのように背面で棒状にしたタオルやハンカチの両端を持ち、3秒間上下に引っ張った後、緩める。

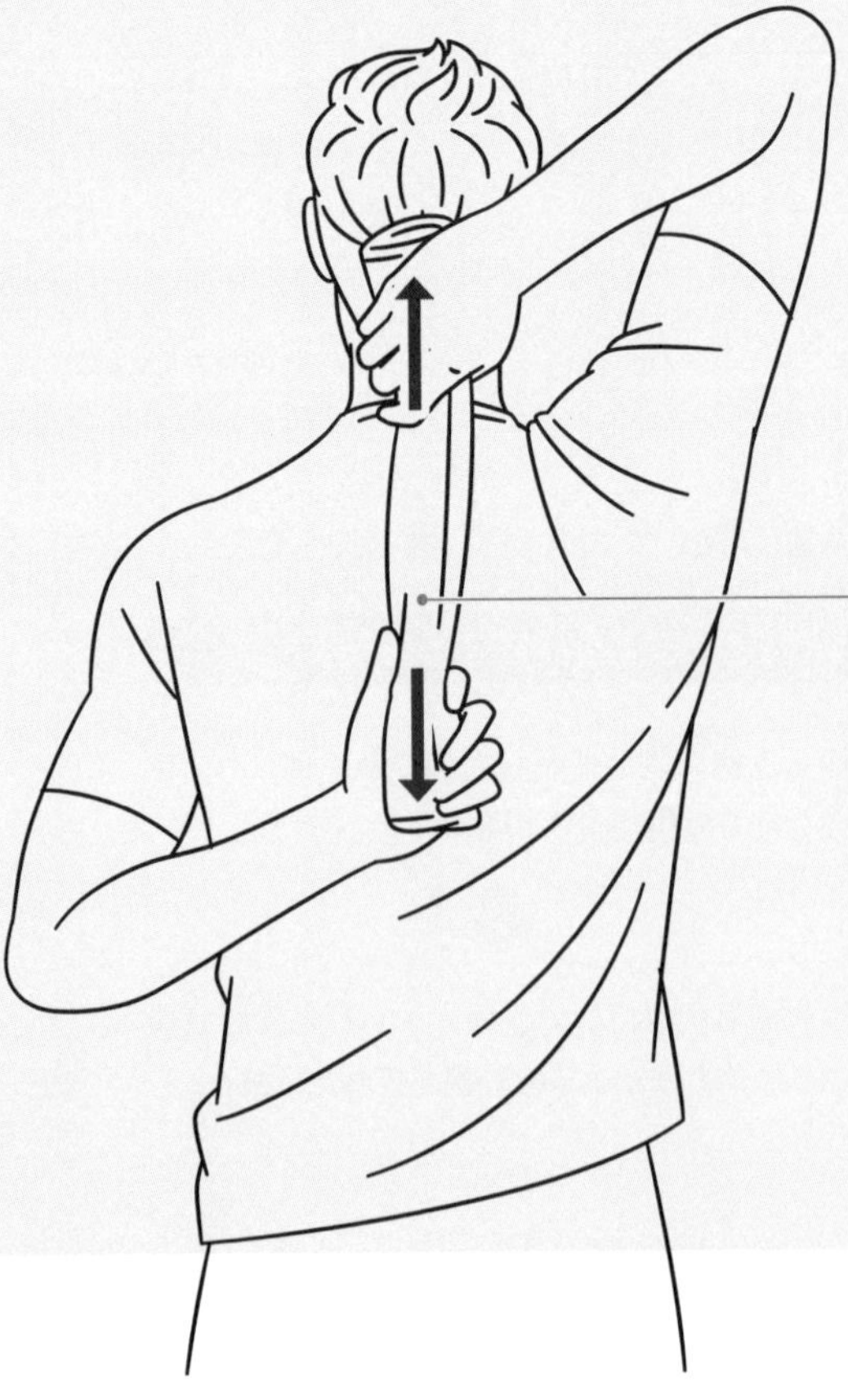

用意するもの

タオルやハンカチ

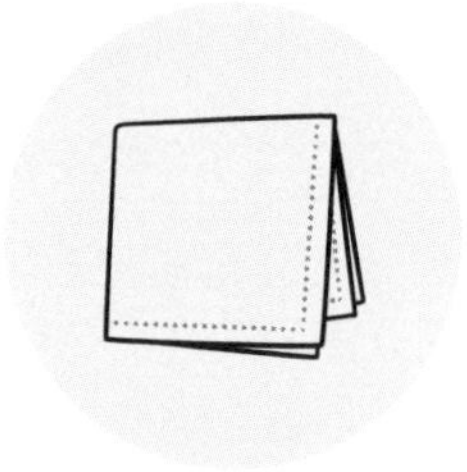

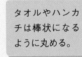

肩甲骨がかたまっている人は、大判のハンカチやバンダナ、フェイスタオルなどを使ってストレッチするのがおすすめです。

2

両手を少し近づけ（上下1cm程度ずらす）、①と同じように3秒間引っ張り、緩める。痛くない範囲で、さらに両手を少しずつ近づけて同様に引っ張る。①～②の順番で反対側も同様に行う。

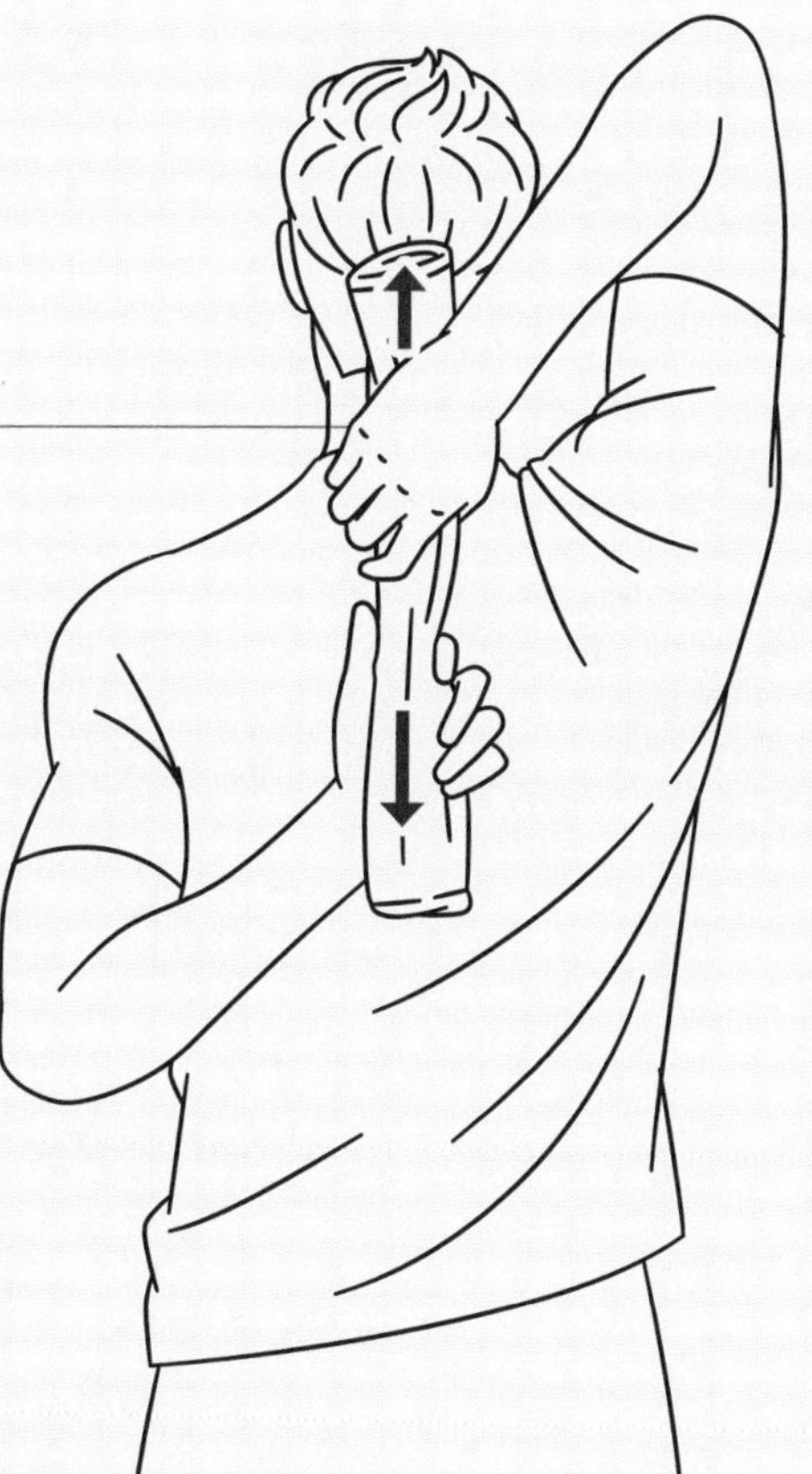
両手を近づけるときは、肩が痛くならない範囲で行う。

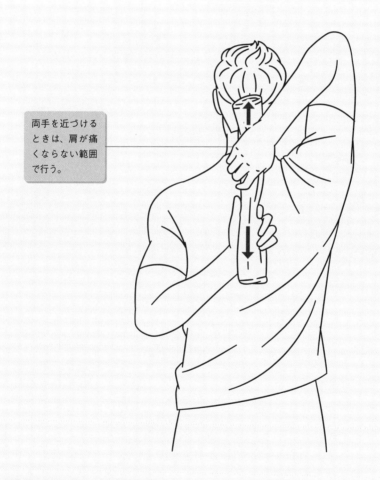

寝ながらできる!

寝転びストレッチ

朝起きたときに行いたい、体のサイドを伸ばすストレッチです。第2章で紹介した「5つの神ストレッチ」とあわせて行うことで、肩甲骨はがし効果もアップ。

朝起きたときに
行うのがおすすめ!

1 仰向けになって両腕を頭上にまっすぐ伸ばし、右手で左手首をつかむ。

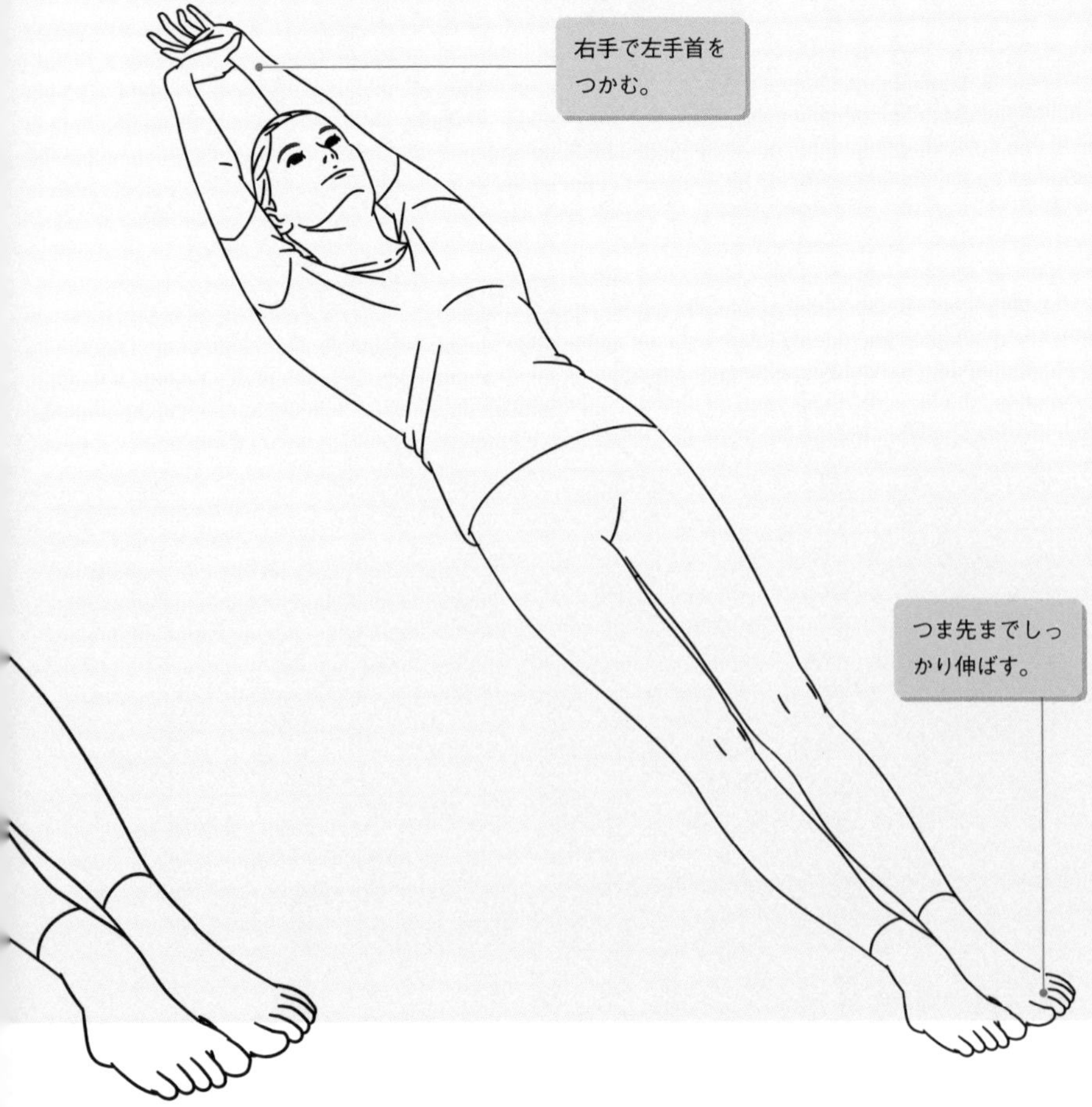
右手で左手首を
つかむ。
つま先までしっ
かり伸ばす。

2

右手で左腕を引っ張りながら体を右に傾け、その姿勢で息を吐きながら10秒間キープして①に戻る。
反対側も同様に行う。3セット繰り返す。

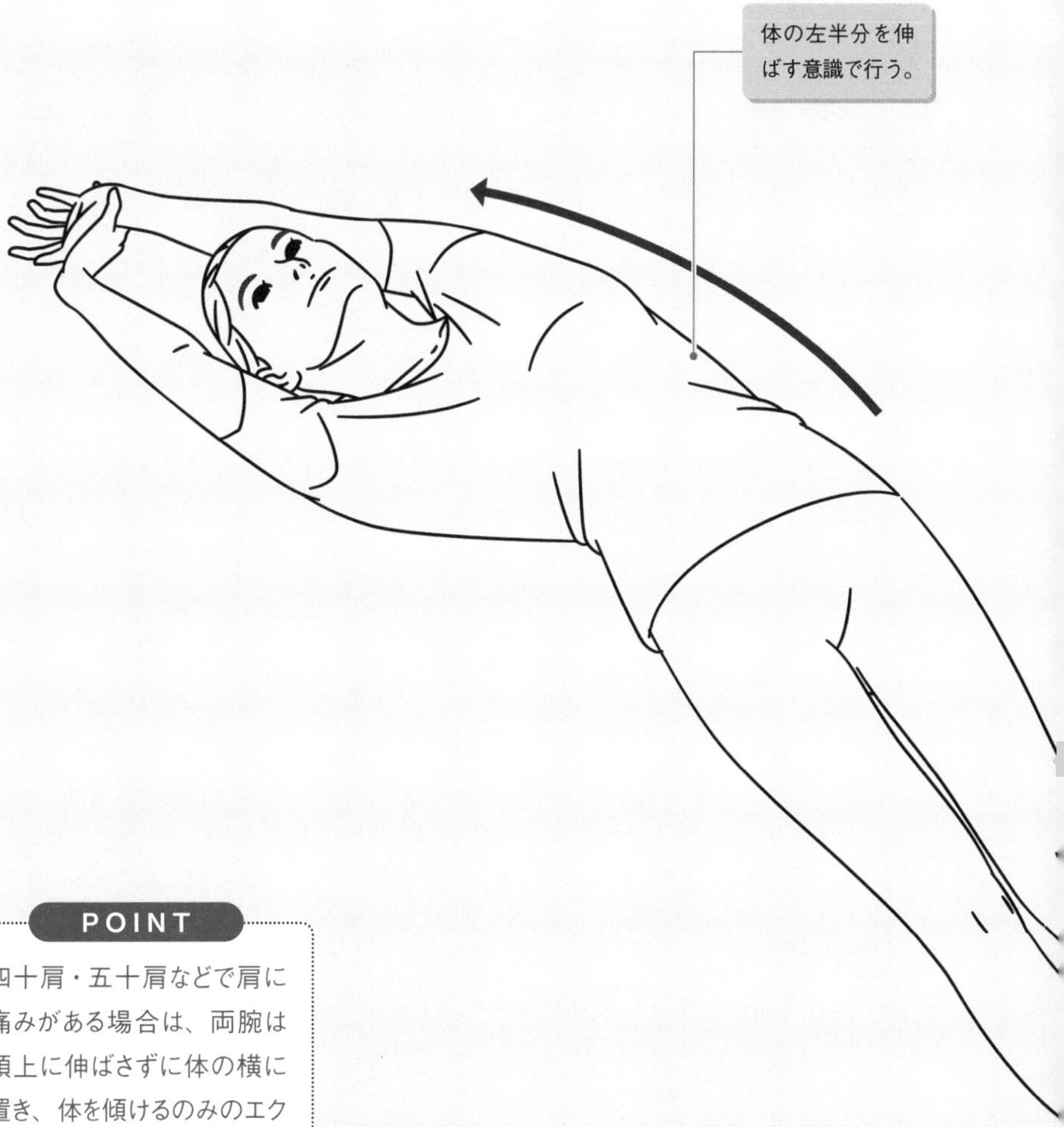
体の左半分を伸ばす意識で行う。

POINT

四十肩・五十肩などで肩に痛みがある場合は、両腕は頭上に伸ばさずに体の横に置き、体を傾けるのみのエクササイズを行いましょう。

ダブルボールほぐし

した「5つの神エクササイズ」の前に行うと、肩甲骨がさらにほぐれやすくなります。

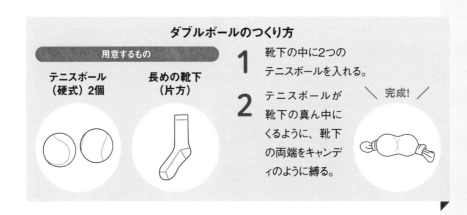

ダブルボールのつくり方

用意するもの

テニスボール（硬式）2個

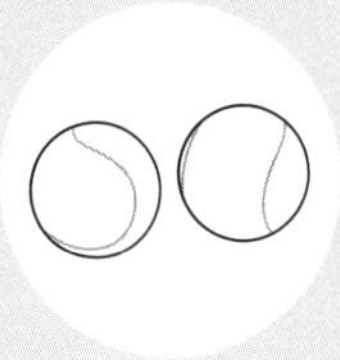

長めの靴下（片方）

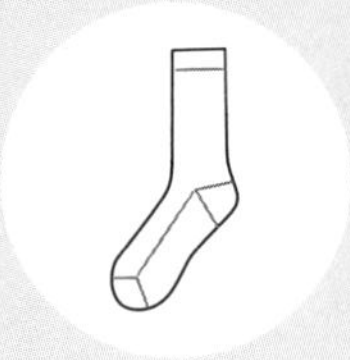

1 靴下の中に2つのテニスボールを入れる。

2 テニスボールが靴下の真ん中にくるように、靴下の両端をキャンディのように縛る。

＼ 完成! ／

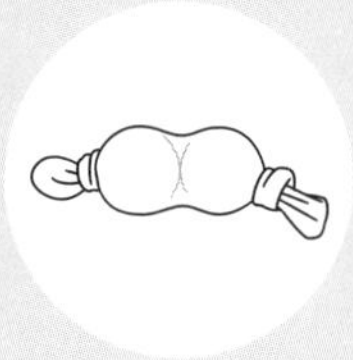

1 仰向けで両ひざを立て、ダブルボールを首のコリを感じる部分にあてる。

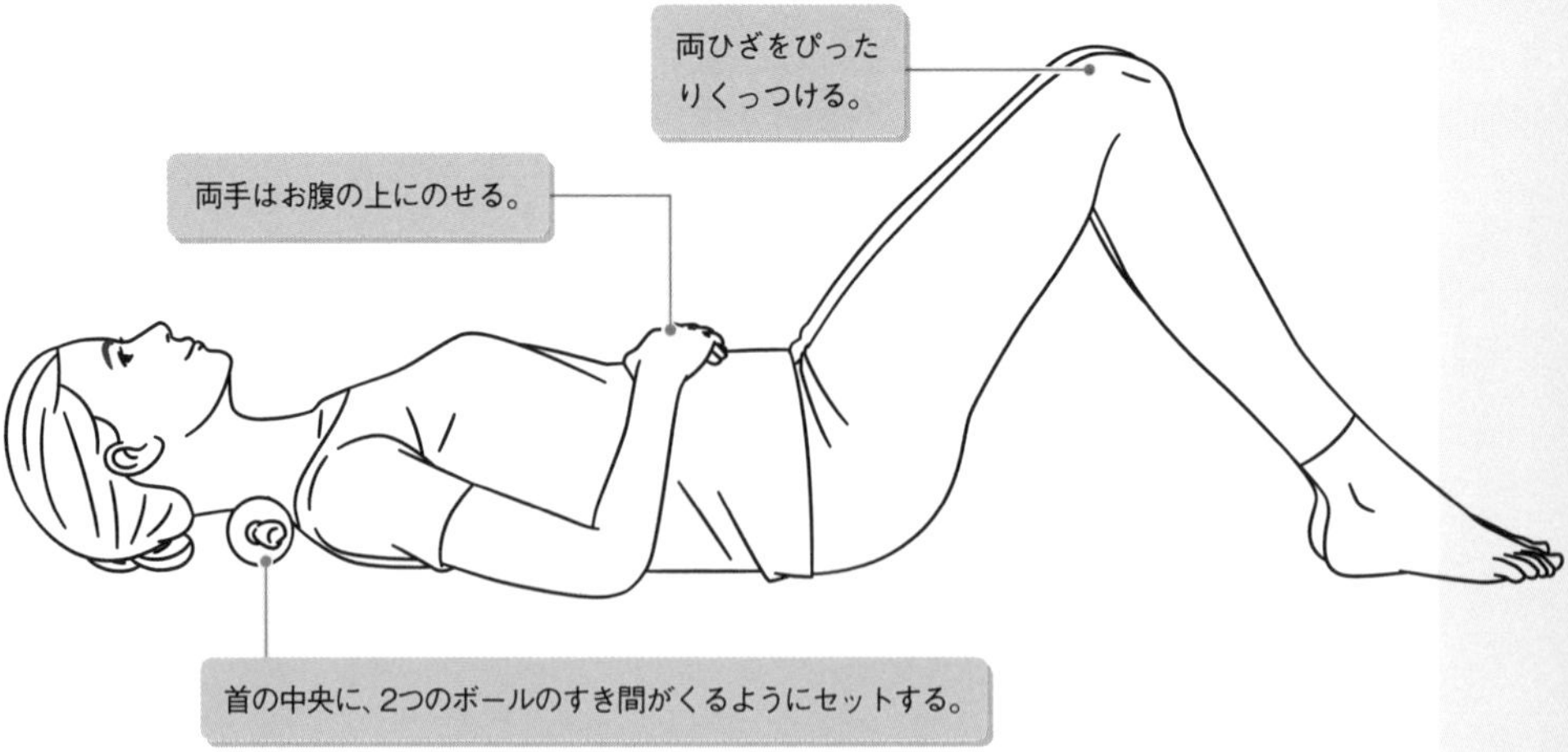

両ひざをぴったりくっつける。
両手はお腹の上にのせる。
首の中央に、2つのボールのすき間がくるようにセットする。

ダブルボールをあててはいけない部位はありませんが、首の後ろにあてたときに頭が反ってしまう場合は、頭の下に畳んだフェイスタオルなどを敷いて、頭が反らないようにしましょう。

全身のコリに効く！

2個のテニスボールを使って、全身のコリをほぐしていきましょう。第2章で紹介

2 両ひざを軽く左右に動かして体を揺らし、ダブルボールをあてた部位を1分ほど刺激する。

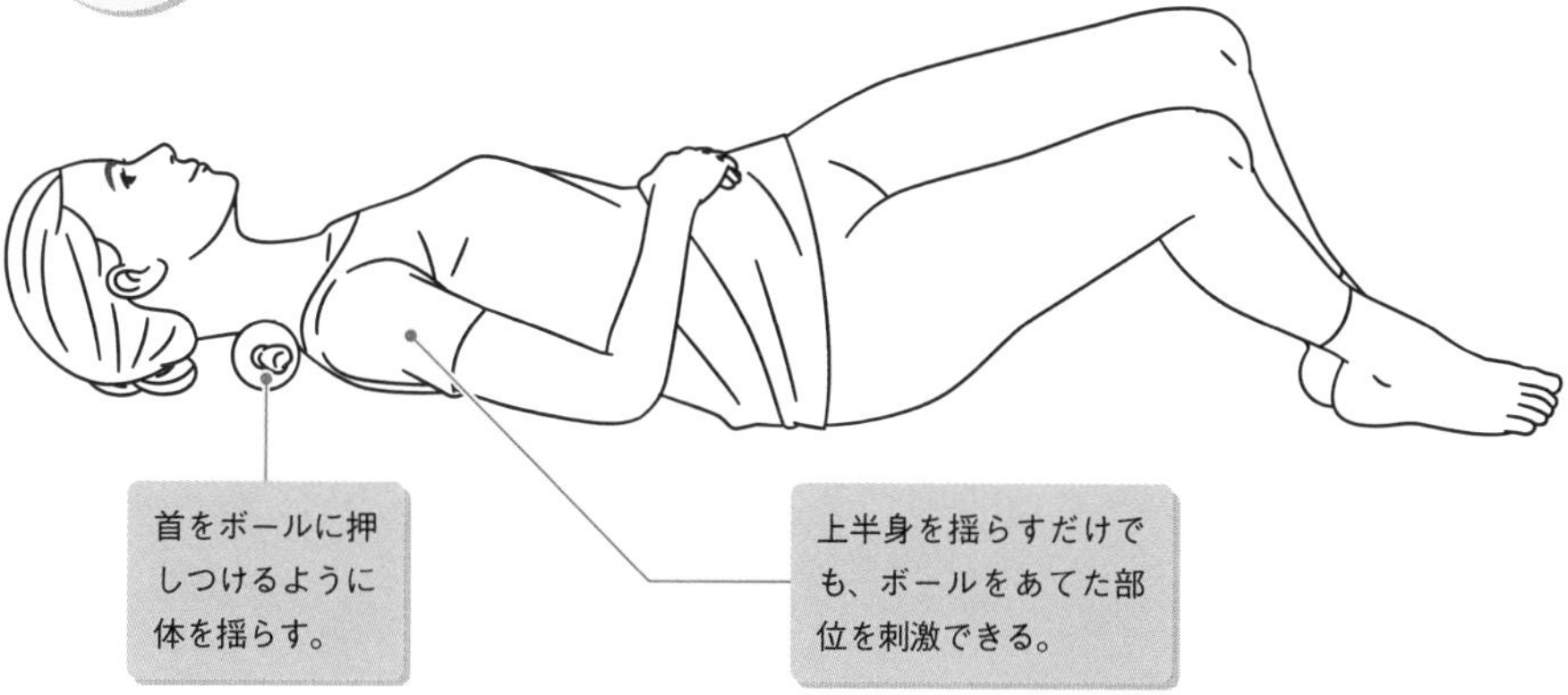
首をボールに押しつけるように体を揺らす。
上半身を揺らすだけでも、ボールをあてた部位を刺激できる。

3 首のほかにも、コリが気になる肩甲骨や背骨、腰などにダブルボールをあてて、1分ほど上体を揺らすなどしてコリをほぐす。

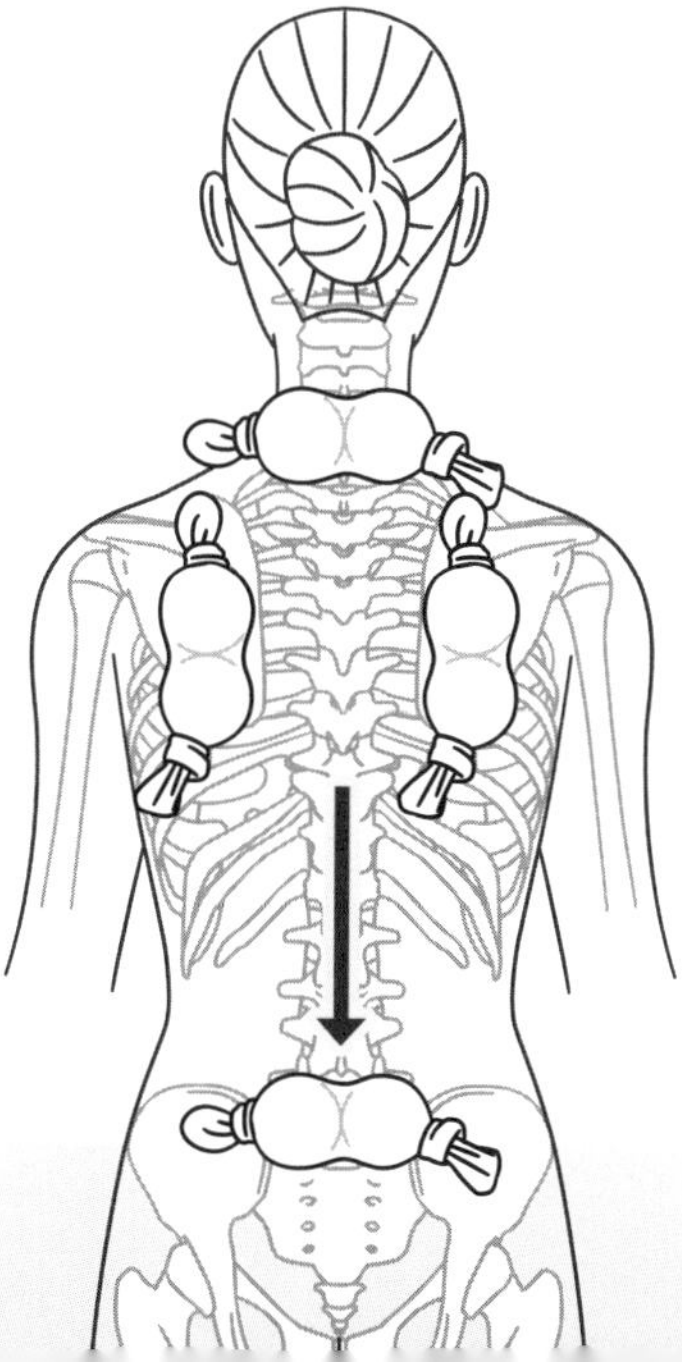

Column

冷え性を解消するエクササイズ

ガチガチの肩甲骨が体の冷えを招くと、コリと連鎖し合う悪循環にはまりやすくなります（P.40〜41参照）。

冷えとコリの繰り返しを断ち切るには、下半身の筋力をつけるエクササイズが有効です。エクササイズによって筋肉がつけば、その筋肉を維持するためにエネルギーが消費され、そこに熱が生じることで冷えが解消されるからです。

下記に紹介している「冷えを解消するエクササイズ」は、本書で紹介しているエクササイズから組み合わせたものです。筋力をつけながら、全身の血行も促進し、冷え知らずの体をつくりましょう。

冷え性を解消するエクササイズ

1 お腹の筋肉を鍛える
（P.58〜59参照）
→ 2 背中の筋肉を鍛える
（P.60〜61参照）
→ 3 柏手ポーズ
（P.48〜49参照）

→ 4 肩・背中のコリに効くエクササイズ
（P.66〜67参照）
→ 5 腕振り+足踏み
（P.50〜51参照）

第4章

肩甲骨をずらさない生活習慣

コリや痛みを解消し、スムーズに動く肩甲骨を維持するためにも、肩甲骨はがしに加えて、日常生活で正しい姿勢を保つ工夫や生活習慣を身につけましょう。

よく足を組む人は体が疲れやすい？

日頃から姿勢への意識を高める

肩甲骨はがしをしても効果を感じない、すぐにコリや痛みがぶり返す……。こんなときは、姿勢が崩れていないか一度チェックしてみてください。**知らず知らずのうちに悪い姿勢をとっているせいで、せっかく整えた肩甲骨がズレてしまっている可能性があります**。

姿勢が悪くなる理由の1つに挙げられるのが、骨格のゆがみ。足を組んだり、頬杖をついたりすると、体のバランスが崩れて骨の位置がズレたりします。また、筋力が弱くなると姿勢を保持する力が足りず、背骨のゆがみを招いて前かがみの姿勢になりがち。ほかにも、同じ姿勢で長時間のデスクワークやスマートフォンの操作といった無意識な行いが、正しい姿勢への意識を低下させているケースも見受けられます。

姿勢の崩れは何気ない普段の動作や生活習慣から生じます。エクササイズによって本来あるべき位置に肩甲骨を戻しても、不調の元凶である悪い姿勢を続けていれば元も子もありません。**肩甲骨はがしの成果を持続させるためにも、よい姿勢を保つことは必須**。左ページのチェックリストと日常を照らし合わせ、気をつけるべき点を確認しましょう。

普段の何気ない動作や習慣が姿勢を悪くする!

下のチェックリストは、動作による偏った体の使い方や体のバランスを崩す生活習慣を挙げています。いくつあてはまるかチェックしてみましょう。

あてはまるものが何個あるかをチェックしよう!

- □ イスに座っているとき、ひざが開いてしまう
- □ あぐらをかいて座ることが多い
- □ よく同じ足を上にして足を組むクセがある
- □ 横座りをするときは同じ方向が多い
- □ 同じ側の肩や腕で荷物やバッグを持っている
- □ 立っているときは片足だけに重心をかけるクセがある
- □ 頬杖をつくときは同じ手を使うことが多い
- □ 長時間同じ姿勢でスマートフォンを見ている
- □ 仕事は同じ動きを繰り返す作業が多い
- □ デスクワークや勉強などを長時間続けることが多い
- □ 気づくといつも同じ方向を向いて寝ている
- □ 合わない枕や寝具を使っている
- □ サイズが合っていない、きつい洋服を着ることが多い
- □ ヒールの高い靴を履くことが多い

診断結果を確認!

チェック数が 0～4個

問題なし！ 姿勢への意識の高さがうかがわれます。今後もその心がけを続けてください。

チェック数が 5～9個

要注意！ 姿勢が崩れている可能性が濃厚です。不調が出る前にチェックがついた項目の改善を。

チェック数が 10～14個

危険！ 姿勢に無頓着過ぎます。すでに首や肩の不調があるのでは？ すぐに対策をとりましょう。

よい姿勢は体のパフォーマンスを上げる！

プラスの連鎖が体調を整えてくれる

理想的なよい姿勢は、肩甲骨の位置が整った状態を維持してくれるだけでなく、次のようなメリットをもたらしてくれます。

●関節の可動域が広がり、体の動きをスムーズにします。運動機能もアップするので、パフォーマンスの向上に繋がります。

●自律神経のバランスが整うことで、原因がわからなかった頭痛やめまいなどが改善されるでしょう。また、人間関係の悩みや仕事でのプレッシャーによる精神的なストレスの緩和、質のよい睡眠にも役立ってくれます。

●筋肉の柔軟さが保たれるため血流が改善。これにより、内臓の機能なども向上するので、やせやすい体になります。加えて冷えの症状緩和も期待できます。

●リンパの流れがよくなるため、老廃物が排出されてむくみが改善されます。リンパには、体内に侵入してきた細菌やウイルスなどから体を守ってくれる働きもあるため、免疫力が高まります。

以上のことから、よい姿勢の重要性がわかっていただけたかと思います。**いつまでも若々しく、健やかでいるためにも、よい姿勢を常に意識するようにしましょう。**

全身が活性化されてより健康な体に!

よい姿勢の維持は、肩甲骨を正しい位置にキープするだけでなく、全身を活性化し、様々な機能の向上や不調の解消に繋がります。

体の動きがスムーズになる

関節の可動域が広がるため、体が動かしやすくなり、動作にキレが出て、運動機能が高まります。

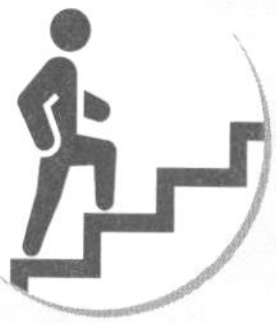

自律神経のバランスが整う

背骨などの歪みが整うことによって、自律神経の乱れが解消され、原因不明の不調が改善します。

代謝機能が向上する

筋肉の柔軟性が保たれることで血流が改善し、内臓の機能が高まるため、代謝機能がアップします。

むくみが解消される

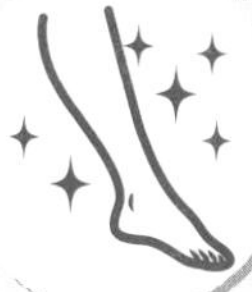

リンパの流れが改善することによって、老廃物が排出されやすくなり、むくみが解消されます。

免疫力がアップする

リンパ機能が高まることによって、免疫力がアップ。細菌やウイルスを撃退します。

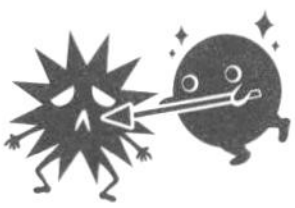

筋力の維持や強化ができる

よい姿勢は保つだけでも筋肉を使うため、特別な運動をしなくても筋力の維持や強化に。

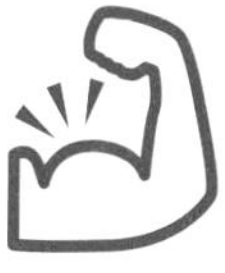

正しい立ち姿勢で不調とは無縁の生活を目指す！

背すじを伸ばしてあごを引く

普段から正しい姿勢でいることで、肩甲骨はがしの効果が持続し、首や肩まわりの快調が保たれるのは繰り返し紹介してきました。それでは、この「正しい姿勢」とは一体どんな状態なのでしょうか。猫背をはじめとする悪い姿勢は何となくイメージできますが、よい姿勢のとり方は意外とあやふやなもの。この機会に**自然と体幹を鍛えることにも繋がる正しい姿勢を、ぜひ身につけてください**。

左ページのイラストは、正しい立ち姿勢のポイントを示しています。鏡に立ち姿を映すか、家族や友人に写真を撮ってもらうなどして、自分が理想の姿勢になっているかを確認してみてください。次の手順通りに行うと、正しい姿勢をとるコツをつかんでいただけると思います。①**「背すじを伸ばす」**→②**「あごを引いて胸を張る」**→③**「下腹部とお尻の穴に少し力を入れる」**。③のステップは排尿を止める感じでお尻を思いきりギュッと締め、その力を約30％まで緩めた状態です。

なお、首の角度や肩甲骨の位置、重心の場所がわからない場合は、「正しい歩き方」を身につける（P.98〜99参照）をマスターすると、感覚がつかみやすくなるでしょう。

肩甲骨が正しい位置にくる正しい立ち姿勢

理想的な立ち姿勢は、背すじを伸ばして胸を張り、下腹部に少し力を入れます。なかなか難しいですが、偏りのない自然体を目指しましょう。

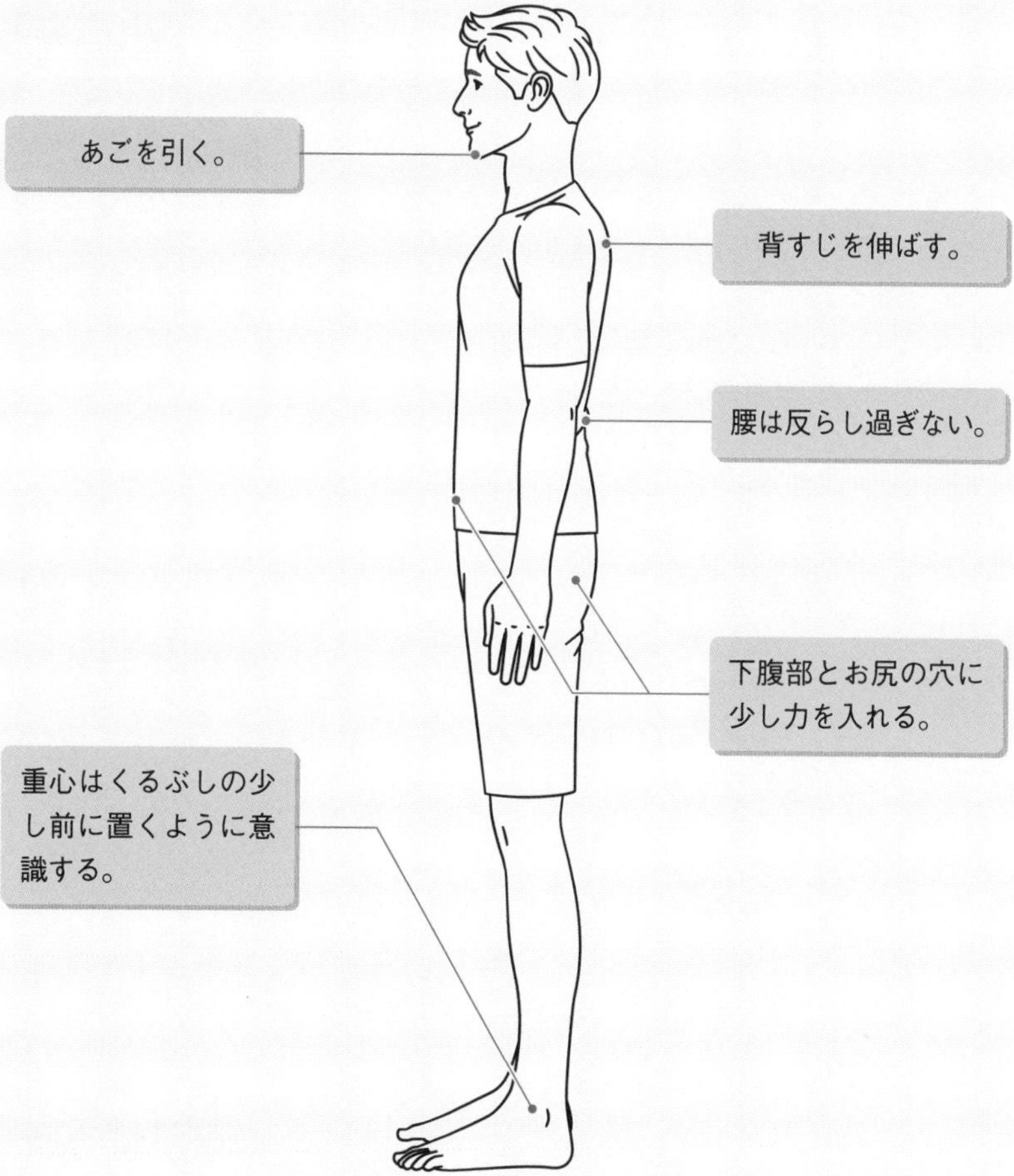
あごを引く。
背すじを伸ばす。
腰は反らし過ぎない。
下腹部とお尻の穴に少し力を入れる。
重心はくるぶしの少し前に置くように意識する。

正しい姿勢を身につければ
肩甲骨の動きがよりスムーズになる!

「正しい歩き方」を身につける

本を頭の上から落とさずに歩ければ、体の重心が正しい位置にある証拠。そのバランスが正しい立ち姿勢の土台です。首の角度や肩甲骨の位置も要確認。

1日1セット

1 頭の上に本を置き、落ちないように注意しながら5〜10mほど歩く。

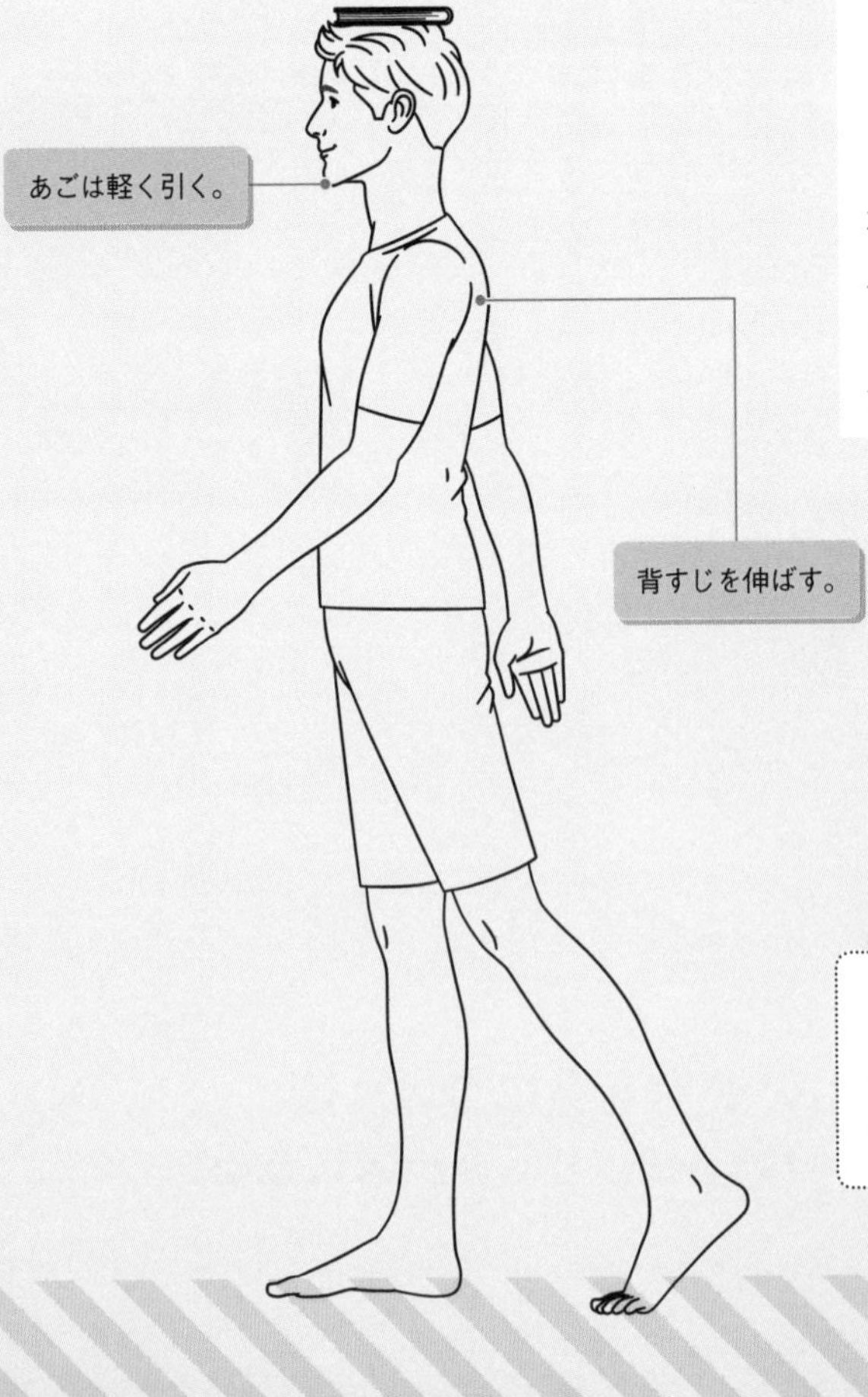
あごは軽く引く。
背すじを伸ばす。

用意するもの

本

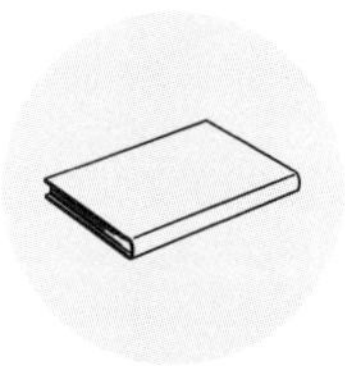

本は雑誌のような大きなサイズのものよりも、頭上で安定しやすい小さくて厚めの本を使うのがおすすめです。

POINT

バランス感覚が身についたら、徐々に歩数を増やしましょう。

第4章 肩甲骨をずらさない生活習慣

2 本を降ろして、正しい立ち姿勢（P.97参照）を3秒間キープする。

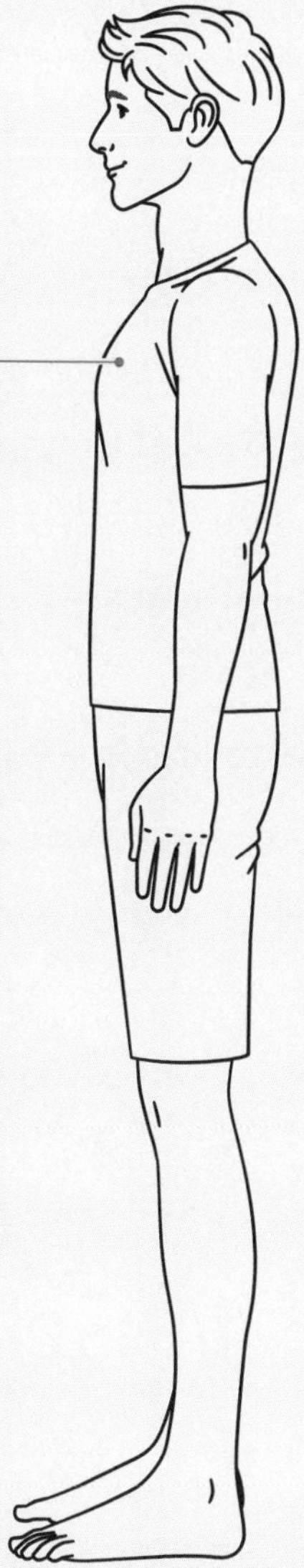

3 首を前に突き出した、猫背の悪い姿勢を3秒間キープする。
2 と 3 を交互に5～10回繰り返す。

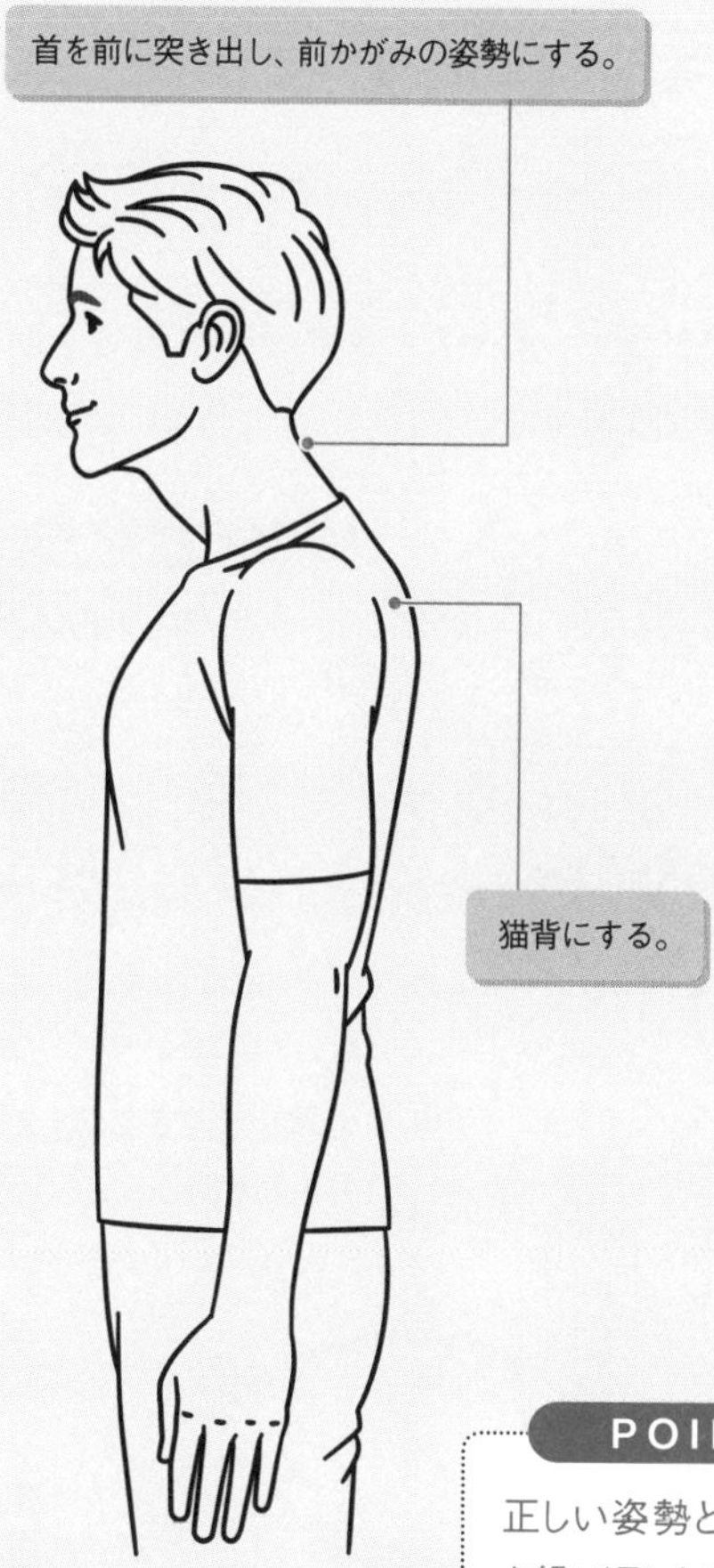

POINT

正しい姿勢と悪い姿勢を繰り返しとり、首にかかる負荷など、違いを体で感じられればOK。

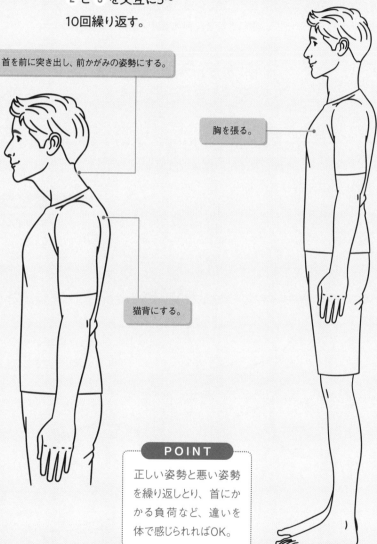

「尻枕」と「腰枕」を使って座り姿勢の崩れを防ぐ!

お尻や腰にタオルをあてると、正しい座り姿勢がとりやすく、無意識な姿勢の崩れも防げます。正しい座り姿勢を維持するコツを覚えておきましょう。

尻枕をお尻に敷いて姿勢を正そう!

やり方 尻枕をイスの座面後方に置く。座ったときにお尻が少し上がる程度にタオルの厚みは調整する。

用意するもの

バスタオル

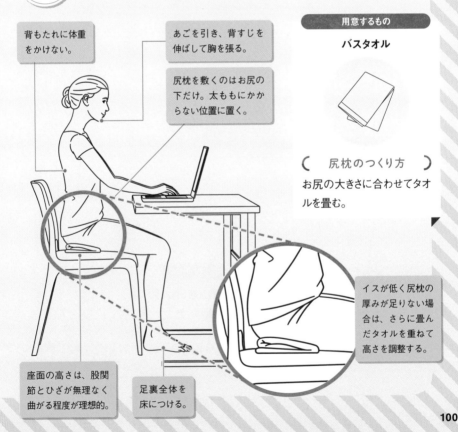

尻枕のつくり方

お尻の大きさに合わせてタオルを畳む。

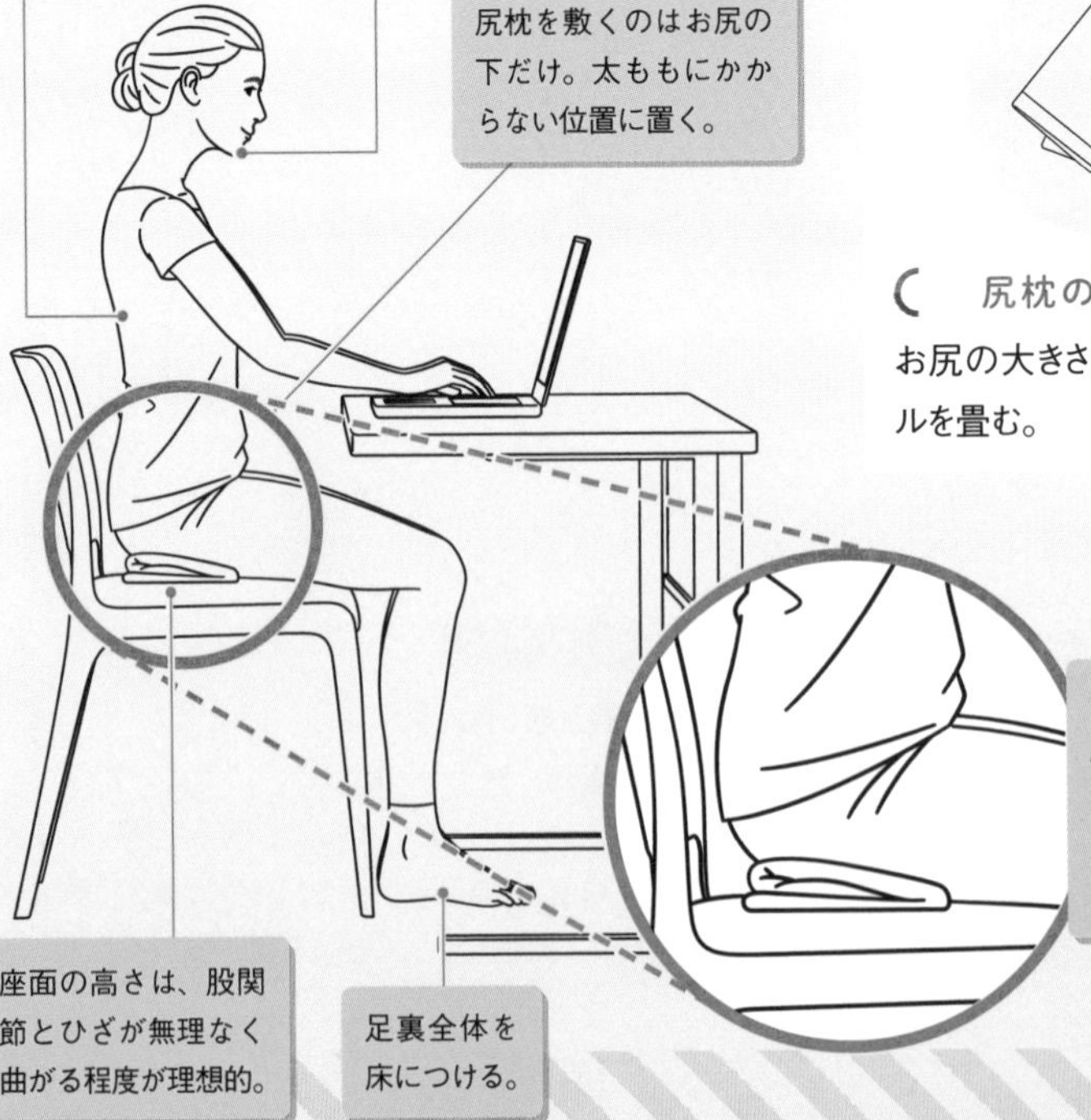
背もたれに体重をかけない。

あごを引き、背すじを伸ばして胸を張る。

尻枕を敷くのはお尻の下だけ。太ももにかからない位置に置く。

イスが低く尻枕の厚みが足りない場合は、さらに畳んだタオルを重ねて高さを調整する。

座面の高さは、股関節とひざが無理なく曲がる程度が理想的。

足裏全体を床につける。

イスに腰枕をつけて姿勢を正そう!

用意するもの

バスタオル

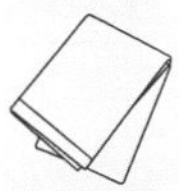

ベルト

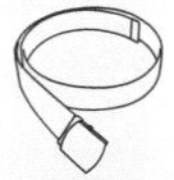

腰枕のつくり方

1 背もたれの幅に合わせてタオルを折る。

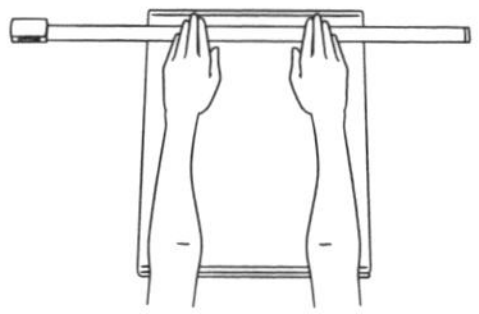

2 畳んだタオルの上にベルトを置いたら、タオルを巻く。

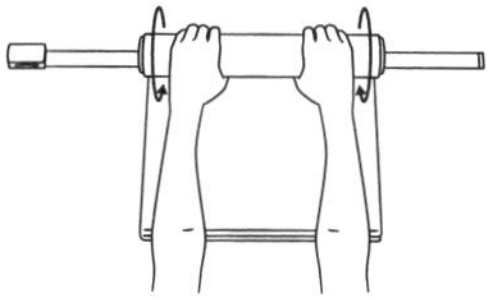

＼ 完成! ／

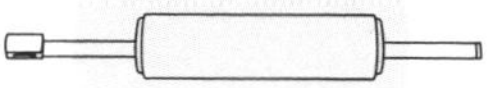

やり方 背中のくぼんでいる位置にあたるように、腰枕をイスにつける。

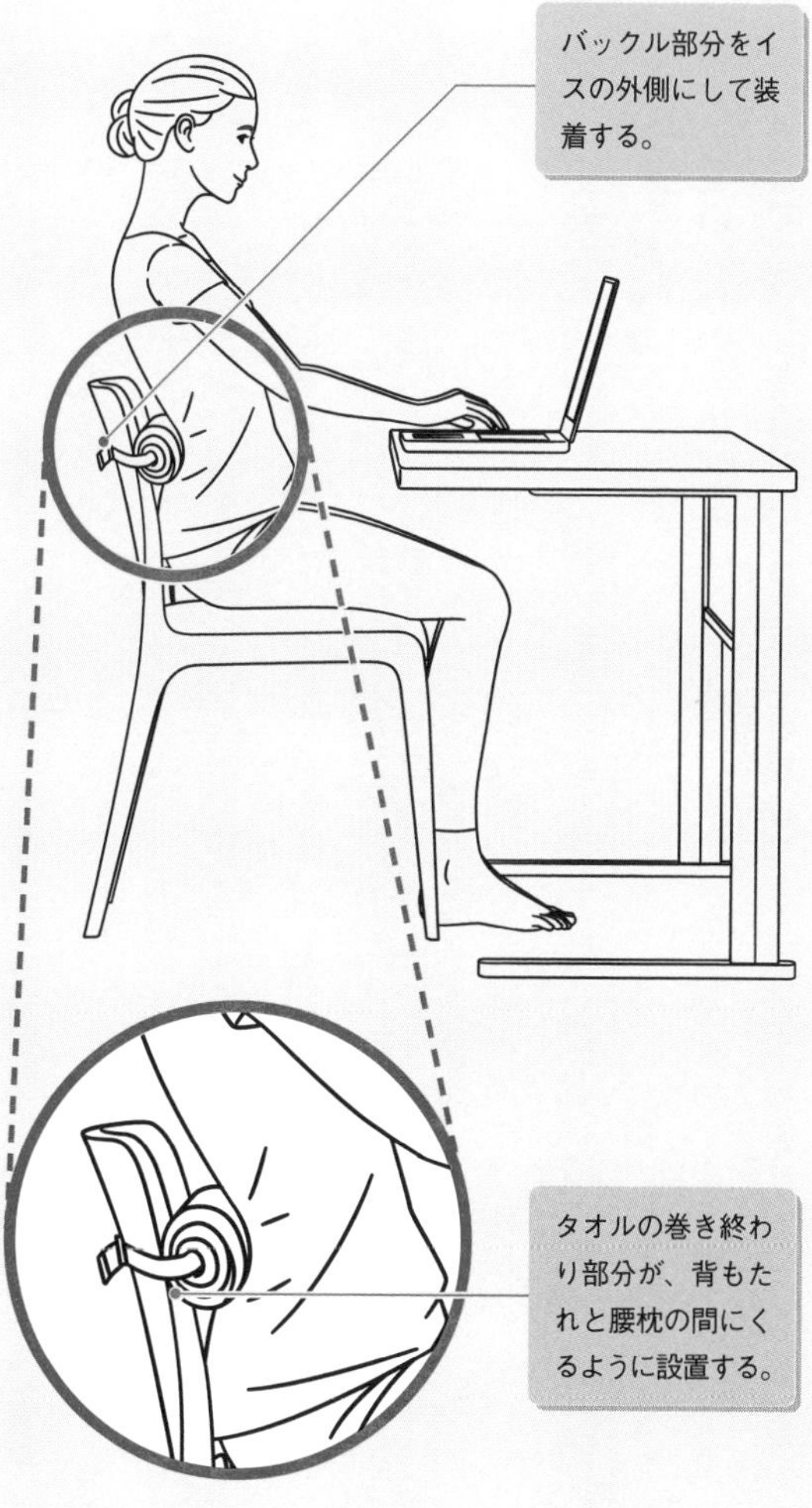
バックル部分をイスの外側にして装着する。
タオルの巻き終わり部分が、背もたれと腰枕の間にくるように設置する。

正しい寝姿勢のヒントは「枕」にある

寝相の悪さが肩コリに繋がる!?

ここまで正しい立ち姿勢・座り姿勢を紹介しましたが、実は正しい寝姿勢もあります。

朝起きると首や肩が張っている、よく寝違える……。これは睡眠中の姿勢に問題があるのかもしれません。就寝中は姿勢に気を配れないため、寝相の悪さから骨格のゆがみ、肩コリを招くケースが少なくないのです。それでは理想的な寝姿勢とはどんなものなのでしょうか。**ポイントは「首の自然なカーブを保つ」ことです。就寝中に首の後ろのカーブを維持できれば、血流も良好で自然な寝返りが打て、首や肩への負荷もかかりません。**

そこで大切なのが「枕」です。枕が高過ぎると首や肩に負荷がかかり、肩コリやいびきの原因に。低過ぎれば頭に流れた血液が脳を刺激して不眠を引き起こします。**理想は仰向きに寝たとき、頭、首、体がまっすぐになる枕の高さ。首のカーブが維持されて、体のバランスもとれたよい姿勢です。**以上を目安に、自分の首に合った枕を見つけましょう。

なお、寝るときは「仰向きで気をつけ」をした姿勢がおすすめ。腰痛で仰向きがつらい人は、横向きで腰を丸め、抱き枕を抱えて眠ると腰の痛みが緩和されます。

枕が合わないと体にどんな影響を与えるの?

快適な睡眠の条件は「首のカーブの保持」にあります。これを満たさない枕は、首や肩の不調や睡眠障害、いびきを引き起こす原因になります。

枕の高さが合わないときに起こるトラブル

枕が高過ぎる場合

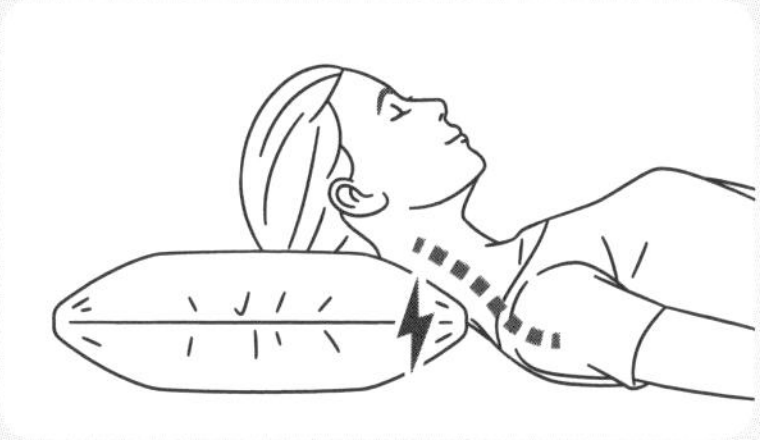

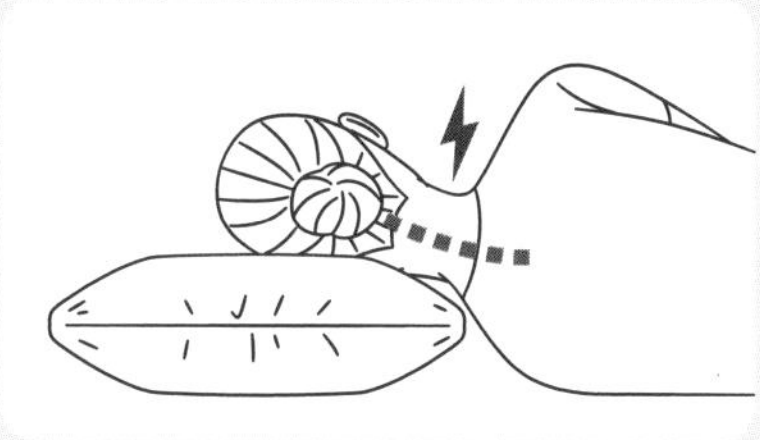

快眠に必要な「首の自然なカーブ」が崩れるため、
首や肩に負荷がかかり、いびきの原因にも。

枕が低過ぎる場合

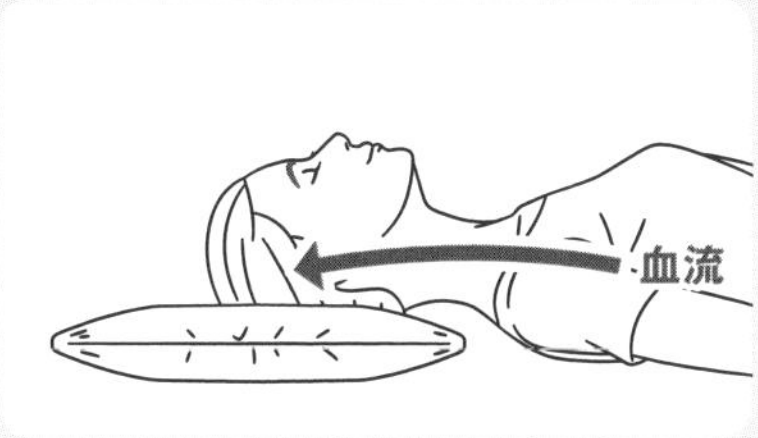

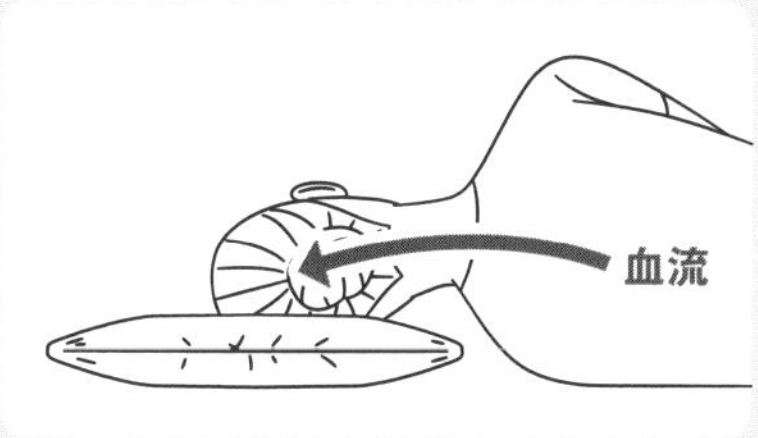

頭部に血液が流れて脳が刺激されるため、睡眠の
質が下がり、不眠に繋がることもあります。

正しい寝姿勢をつくるには自分に合った高さの枕を使おう!

2分で完成!
自分に合った枕のつくり方

正しい寝姿勢のカギとなる枕。タオルを使って自分の首にジャストフィットするよう枕を整えてみましょう。首や肩への負荷も減り、寝返りもうちやすくなります。

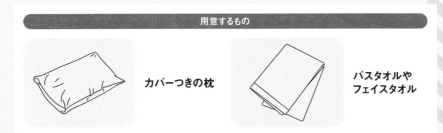

用意するもの

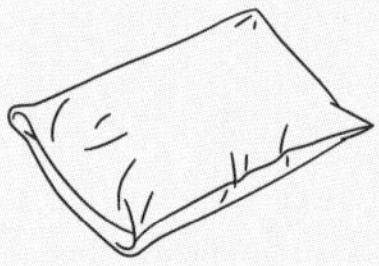

カバーつきの枕

バスタオルや
フェイスタオル

首枕のつくり方

1 枕の幅に合わせてタオルを折り、くるくると巻く。

2 1を枕カバーと枕の間に入れる。

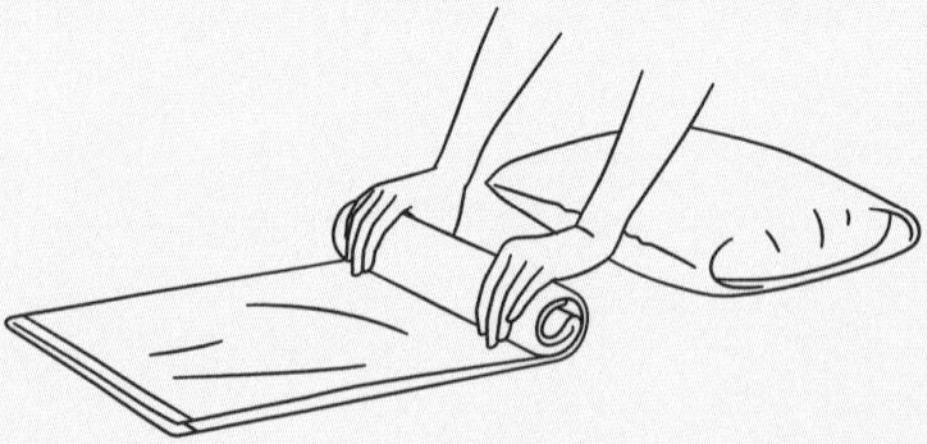

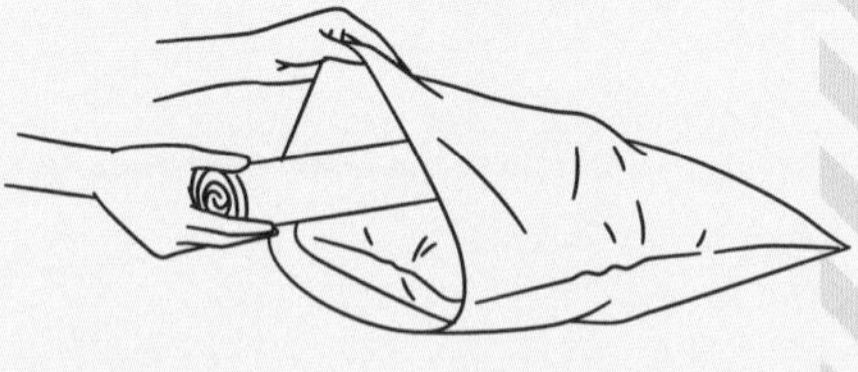

完成!

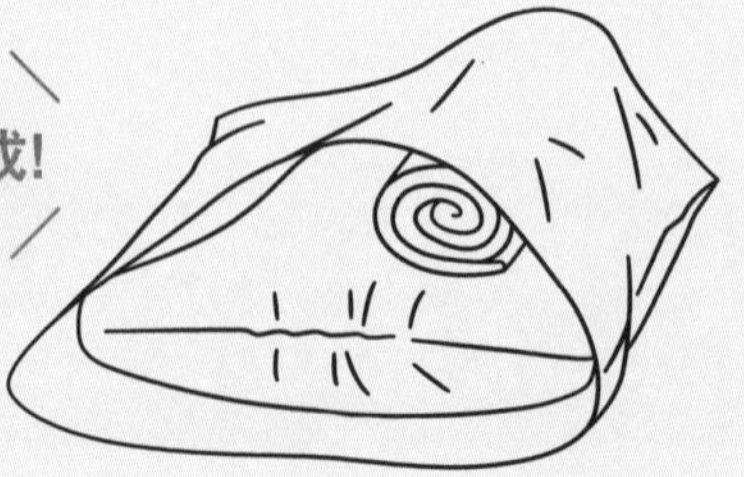

首枕のあて方

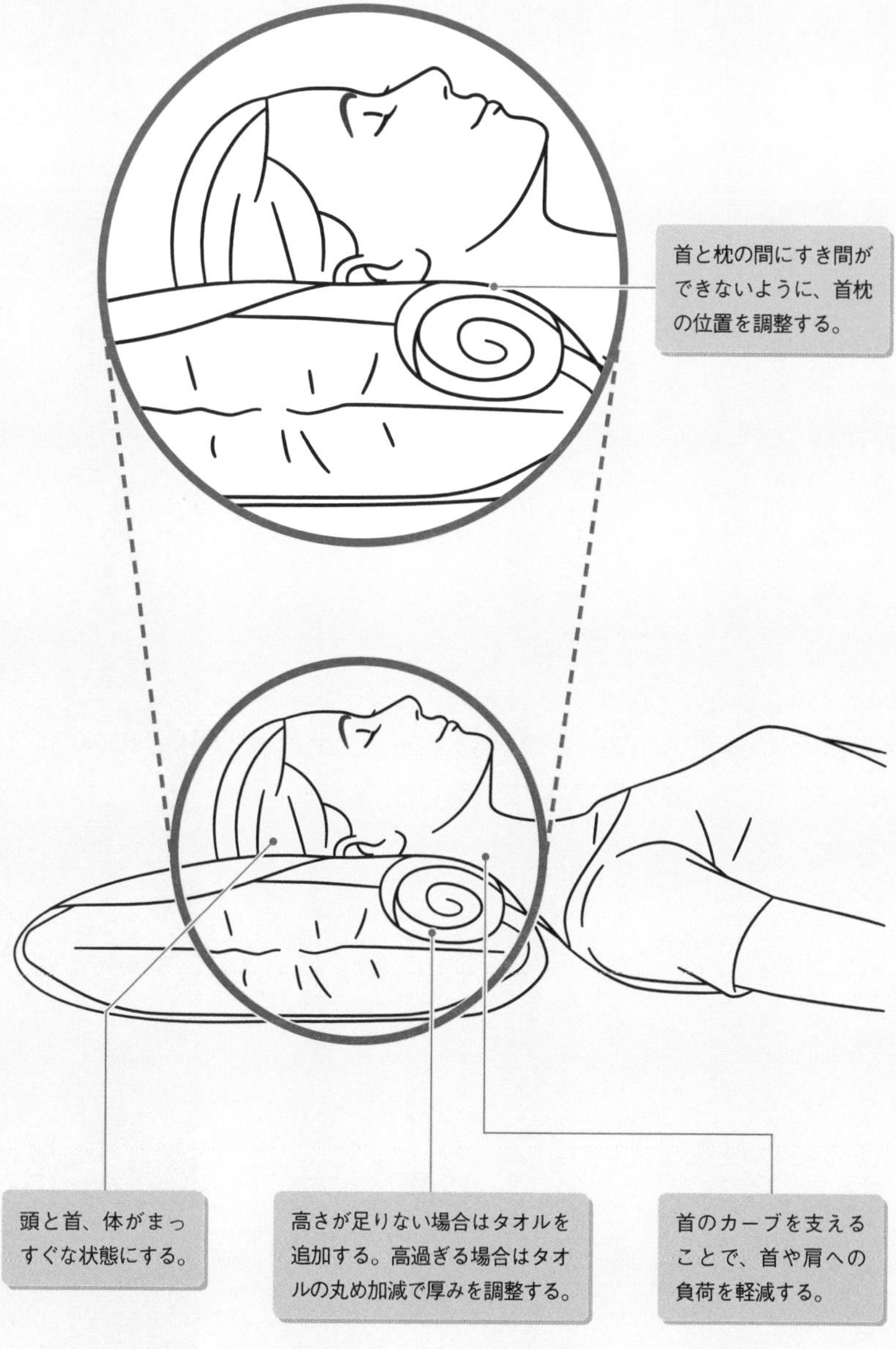
首と枕の間にすき間ができないように、首枕の位置を調整する。
頭と首、体がまっすぐな状態にする。
高さが足りない場合はタオルを追加する。高過ぎる場合はタオルの丸め加減で厚みを調整する。
首のカーブを支えることで、首や肩への負荷を軽減する。

今すぐ改善！姿勢が崩れにくいパーフェクト習慣

左右均等に体を使うクセをつける

この章では、肩甲骨はがしの効果を持続させるためにも、普段から正しい姿勢を身につけることの大切さを紹介してきました。しかし、**姿勢の崩れはいわば「体のクセ」のようなもの**。長年の悪い姿勢に体が慣れていると、正しい姿勢をとるための筋肉が未発達なため、よい姿勢がなかなか定着しません。

　そこで実践したいのが、「姿勢を崩しにくい生活習慣」。**体に負荷をかけない習慣を日常にとり入れることで、姿勢を保つ筋肉や骨格が整い、次第によい姿勢が身につきます。**

　1つの着目点として、偏った体の使い方をしないことが挙げられます。例えばバッグを持つなら、両肩に等しく重みが加わるリュックサックが理想。左右均等に体を使うことで、骨格のゆがみを防ぐためです。ハンドバッグを持つ場合は、左右交互に持つようにしてください。またショルダーバッグなら、肩への負荷が軽減する斜め掛けにし、掛ける肩をときどき入れ替えましょう。

　足を組む、スマートフォンを持つ、電車の吊り革を握る、片足に体重をかけて立つといった動作も同様に、左右の手や足を等しく使うことで姿勢の偏りや崩れを防げます。

正しい姿勢を日々意識しよう!

普段から「姿勢を正す」意識を持つことは重要ですが、合わせて「姿勢を崩しにくい生活習慣」を続けることで正しい姿勢が身につきます。

ショルダーバッグは掛ける肩を入れ替える

両肩へ均等に重みが加わるリュックサックがおすすめ。ショルダーバッグは斜め掛けにして、ときどき掛ける肩を入れ替えましょう。

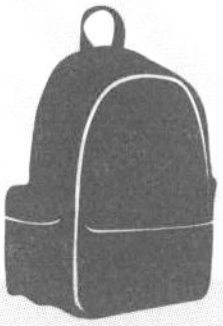

スマホを見るときは視線の高さで

スマートフォンは両手を使って操作し、画面を目の高さに合わせて見ることで、首や手首に負荷をかけないようにしましょう。

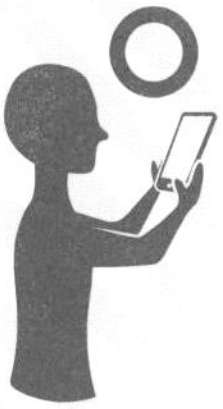

靴はヒールが高過ぎないものを履く

靴はウォーキングシューズやスニーカーがおすすめ。ヒールのある靴を選ぶ場合は、高さが3cm以内でかかとの面積に安定感のあるものを。

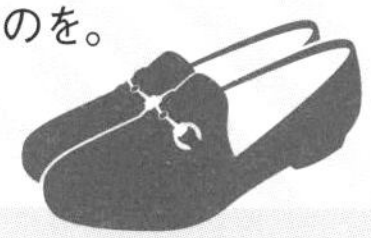

足を組むなら左右均等に入れ替える

同じ足ばかりを上にして足を組むと骨盤がゆがむため、左右均等に足を組み替えましょう（本来、足を組むこと自体おすすめできません)。

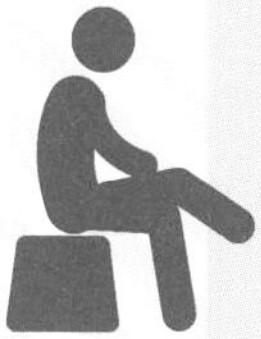

姿勢を崩しにくい習慣を実践すると肩甲骨はがしの効果と相まって首や肩、さらに全身の快調へ繋がります！

Column

ほぐれた肩甲骨や筋肉にやさしい入浴法

肩甲骨はがしの効果を引き出して維持するためにも、体にやさしい入浴法を心がけたいもの。ポイントは以下の3つです。

●全身浴で肩までつかる

肩までお湯につかることで体が温まり、全身の血流がよくなって疲労回復の効果が促進されます。ただし、全身浴で息苦しさを感じる場合は、半身浴でゆっくりとつかりましょう。

●お湯の温度は40度に設定

自律神経を活動的な交感神経からリラックスモードの副交感神経に切り替えるのもお風呂の役割。少しぬるく感じますが、お湯は40度が副交感神経が優位になる理想の温度。ストレスや冷えの改善、胃腸の働きの促進などが期待できます。

●湯船につかる時間は10〜15分程度

お湯につかっている時間は、トータル10〜15分程度で十分。温まろうと無理に長湯をするのは禁物です。肩コリが気になる場合は、湯船の中で肩を回したり、もんだりするのもよいでしょう。目の疲れを感じたときは、42度程度の熱めのシャワーを閉じた目の周囲にあてるのもおすすめです。

第5章

丈夫な骨を手に入れて未来への健康投資をしよう

体の基本構造を担う骨を強くすることで、様々な健康効果が全身に作用します。肩甲骨まわりの強化にも相乗効果を生み出します。

骨を鍛えて柔軟な肩甲骨とよい姿勢を維持！

骨密度を上げて丈夫な骨をつくる

肩甲骨まわりを整えて正しい姿勢を保つには、柔軟な筋肉に加えて「丈夫な骨」が必要です。いくら筋肉を鍛えても、骨組み自体がもろくては姿勢の維持さえままなりません。そこでこの章では、骨を強くするためのエクササイズや栄養について解説し、土台がしっかりした体づくりの提案をしたいと思います。

第1章でも紹介しましたが、**強い骨をつくるには運動による刺激で骨密度を上げるのが一番。骨密度とは、単位面積の骨量（骨の詰まり具合）を表す数値のこと。値が高いほど、骨の強度も増します**。また、骨密度は加齢によって低くなりますが、筋肉量と同様に何歳からでも向上させられるのが特徴です。本章のエクササイズは全身の骨に負荷をかけ、骨密度を高めるメニューとなっています。

もう1つ、骨の健康に重要なのが、栄養面でのケア。**カルシウムをはじめ、カリウムやリンといった骨を構成するのに欠かせない栄養素をとるように心がけてください**。この章の最後にカルシウム含有量の多い食品のほか、バランスのよい食事の目安なども紹介しています。日々の生活にとり入れ、いつまでも健やかな骨を守りましょう。

エクササイズの刺激と栄養素で骨の強度アップ

肩甲骨の快調や正しい姿勢を保てるのは、強い骨があってこそ。骨は健康な体の礎です。運動と食事によって丈夫な骨をつくりましょう。

運動で骨密度をアップ

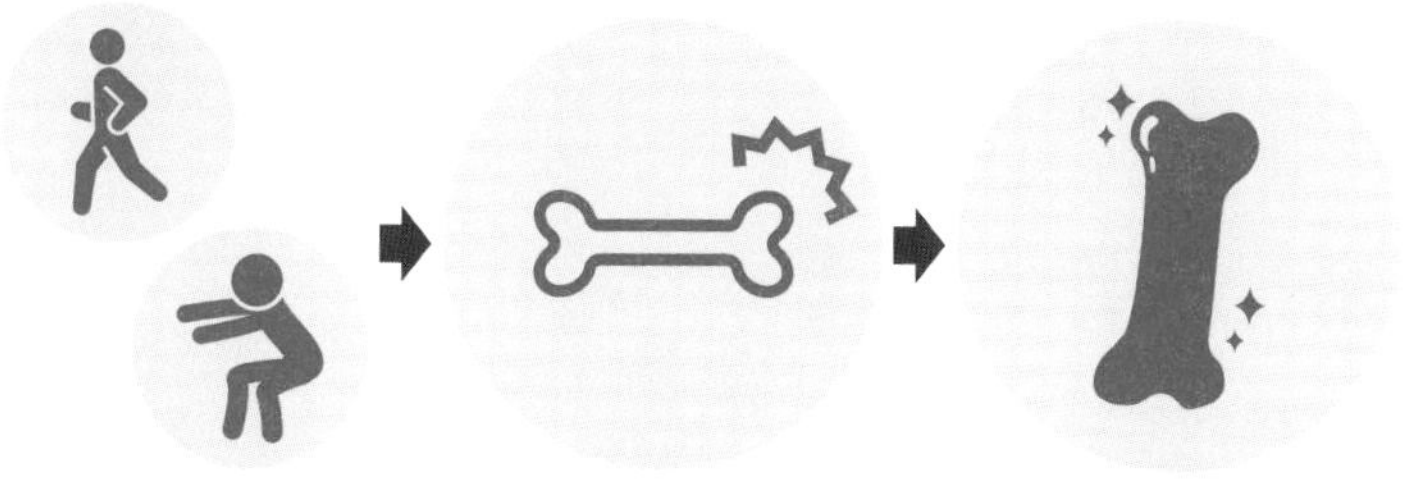

運動して体を動かす → 骨が刺激される → 骨密度がアップ

＋

カルシウム摂取でさらにパワーアップ

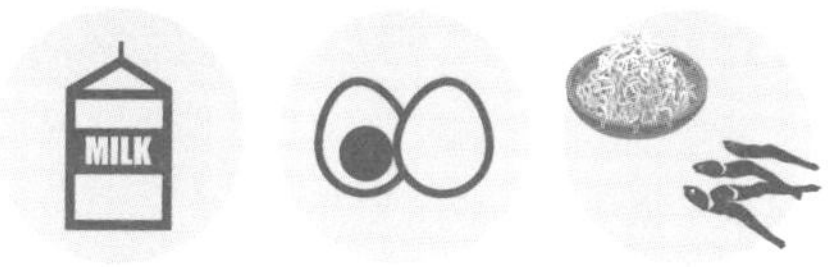

乳製品　卵　しらすや小魚 など

カルシウムが豊富な食品を選ぶ

骨の主成分カルシウムは、不足しがちな栄養素。多く含む食品を意識してとりましょう（P.123も参照）。

↓

丈夫な骨をつくれば体のベースが安定し肩甲骨や姿勢も整っていく！

運動しないと骨はもろくなっていく!?

骨密度は30～40代をピークに減少していきます。運動習慣がない人はその下がり方が急激で、気づいたときには「やせた筋肉」と「もろい骨」をまとった体になっているかもしれません。そうならないためにも、普段から適度な運動を心がけましょう。**幸いなことに、骨も筋肉も年齢に関係なく、刺激した分の成果がストレートに体へ反映されます。**

ちなみに、骨の健康維持に欠かせないビタミンDは腸管からのカルシウムとリンの吸収を促し、骨密度を増加させる働きがあります。日光を浴びることでもつくられるので、晴れの日は屋外で運動すると一石二鳥です。

軽い衝撃を加えるのが骨には効果的

筋肉が動くと骨は刺激を受け、骨密度を上げて強くなります。ただし、筋肉が運動による「収縮（縮む）」と「弛緩（伸びる）」で強化されるのに対し、**骨は単純に体を動かすだけでは強くなりません。足踏みによる衝撃、ジャンプ後の着地というような、適度な重力の刺激を骨に与えることが必要なのです。**

例えば、左ページで紹介している「早歩きをする」や「階段の上り下り」などは、足が着地するときの衝撃が、かかとから下半身の骨に刺激となって伝わります。

生活にとり入れられる骨密度を上げる術

何気ない普段の行動が、骨密度を上げるチャンスになることも。運動習慣とうまくマッチングさせれば、より確かな効果が期待できます。

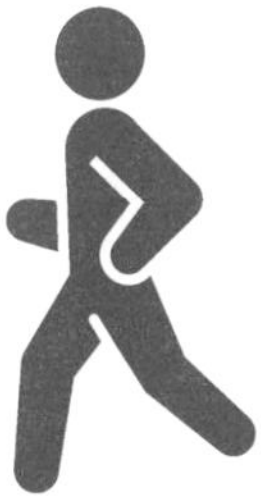

早歩きをする

かかとで受ける衝撃が骨を刺激。1歩ずつ着地を意識しましょう。

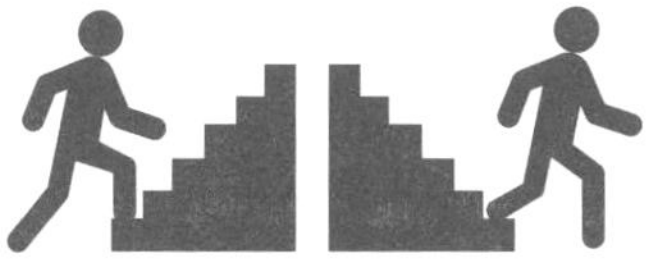

階段の上り下り

1段ずつしっかり着地することで、下半身の骨が刺激されます。

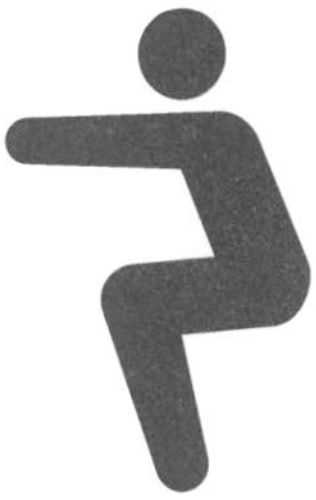

スクワットをする

下半身の筋肉を動かすと、骨が刺激を受けて強化されます。

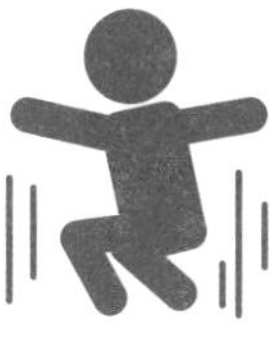

その場でジャンプ

軽いジャンプを繰り返すと、着地での衝撃が骨を刺激します。

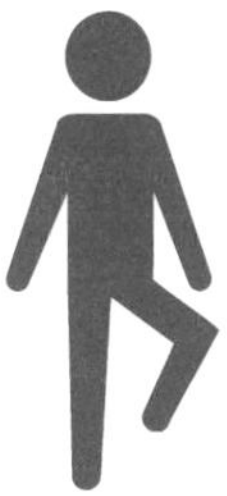

片脚立ちをする

体を支える脚に集中して負荷をかけ、筋肉と骨を刺激します。

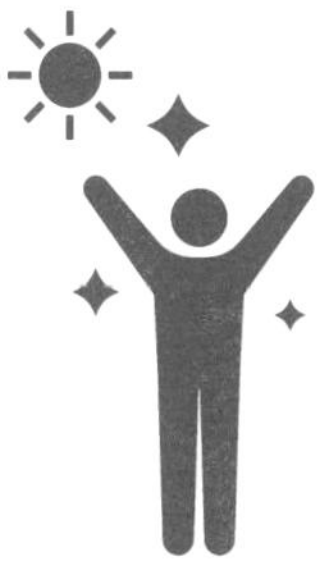

太陽を浴びる

骨形成に大切なビタミンDは、日光浴をすると生成されます。

骨密度が低下すると健康寿命が短くなる!?

筋肉を動かせば骨も強くなる

骨密度の高い丈夫な骨を維持することは、肩甲骨の快調や姿勢の安定に繋がるだけではなく、「健康寿命」をも左右します。

健康寿命とは、「健康上の問題で日常生活が制限されることなく生活できる期間」をいいます。日本の平均寿命は男性で81・47年、女性で87・57年とされ、健康寿命はこの数値より男女ともに10年前後短いのが現状です。これは、多くの人が健康な状態で長生きしているわけではないことを物語っています。**健康寿命を短くする要因に、疾病や不健康な生活習慣などが挙げられますが、加齢や運動不足による骨密度の低下も無視できません。**特に骨の強度が落ちて骨折しやすい状態となる「骨粗しょう症」は、健康寿命に大きく関わるロコモティブシンドロームやサルコペニアの入り口となる病気です。**ささいな転倒で骨折し、治療が長引けば身体機能が低下。そのまま寝たきりの状態になり、健康寿命を短くしてしまうのです。**

年齢に関係なく、運動や食習慣などで骨へのケアを心がけ、いつまでも自立した生活を送りたいもの。未来への「健康投資」のつもりで、体を動かす習慣を身につけましょう。

筋肉量と骨量の維持が健康で長生きの秘訣

年齢を重ねても健やかな生活を続けるためには、筋肉量と骨量の維持がカギ。筋力と骨密度の低下は運動器の不調を招き、生活の質を下げます。

高齢者の介護が必要になった原因トップ5

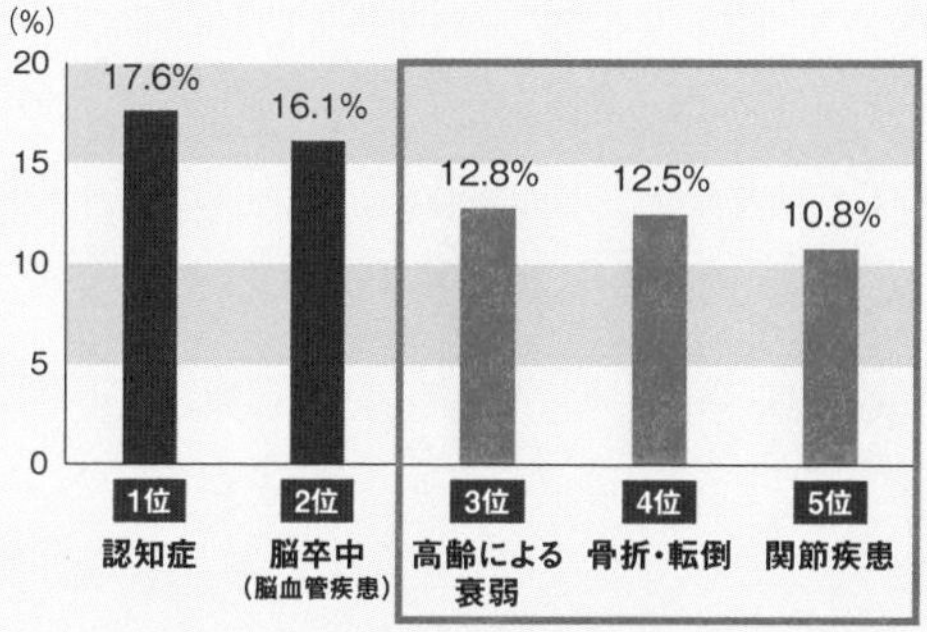
(%)
20
15
10
5
0
17.6%
16.1%
12.8%
12.5%
10.8%
1位
認知症
2位
脳卒中
（脳血管疾患）
3位
高齢による衰弱
4位
骨折・転倒
5位
関節疾患

3割以上の人の原因が運動器の機能低下に関連！
最悪の場合、
そのまま寝たきりになる場合も！

出典：厚生労働省2019年「国民生活基礎調査」をもとに作成、一部改変。

ロコモティブシンドロームとサルコペニアを予防しよう！

骨や筋肉運動器官などに障害が起こる
ロコモティブシンドローム

加齢や疾患によって筋肉量が減少する
サルコペニア

↓

全身の筋肉や体の機能が低下していく

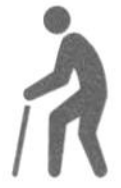

立ち上がりや歩行が面倒になり、手すりがないと階段を上れず、寝たきりになることも。

つまずくことが増えて転びやすくなり、骨折や糖尿病、肺炎などの感染リスクが高まる。

こんな状況を回避する方法は……

適度なエクササイズで筋力とともに骨を鍛えること！

骨や筋肉を強くするエクササイズ ❶

ここでは、全身の骨や筋肉を刺激する運動を紹介します。体を動かすことは、正しい姿勢や肩甲骨の良好な状態を保つことにも繋がります。

1日1セット

背すじを伸ばして立ち、右ひざを曲げながら足を後方へ上げて、片脚立ちする。この姿勢を1分間キープして、ゆっくりと元の姿勢に戻る。これを1~3回左右交互に繰り返す。

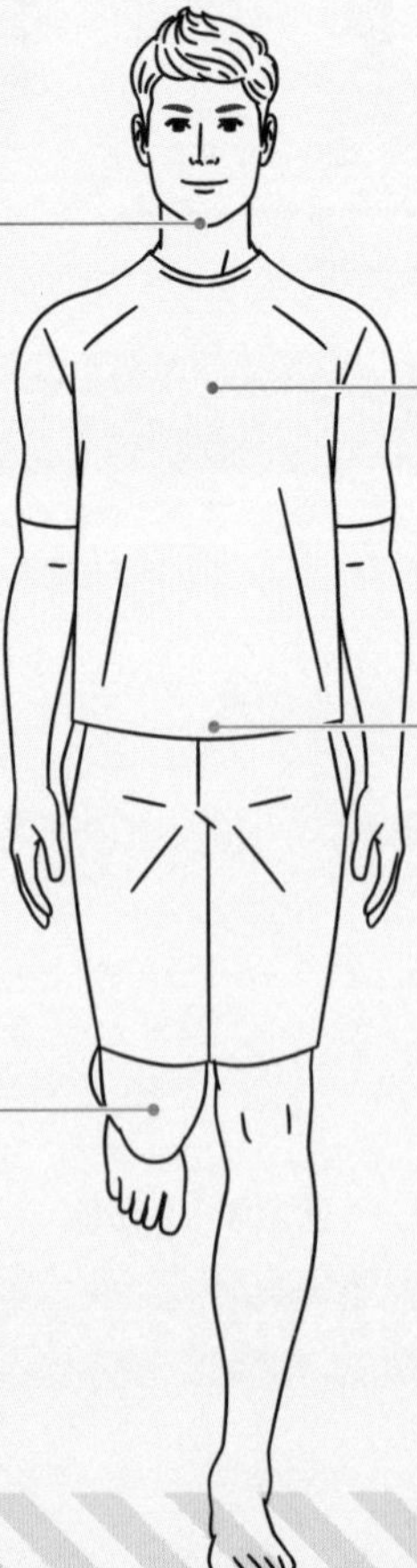

あごは引く。
胸を張る。
下腹部に力を入れた立ち姿勢で行う。転倒には注意。
ひざは90度に曲げる。

POINT

慣れてきたら、片足で立つ時間を3分程度までのばしましょう。途中で足を床につけた場合は、トータル3分でもOKです。

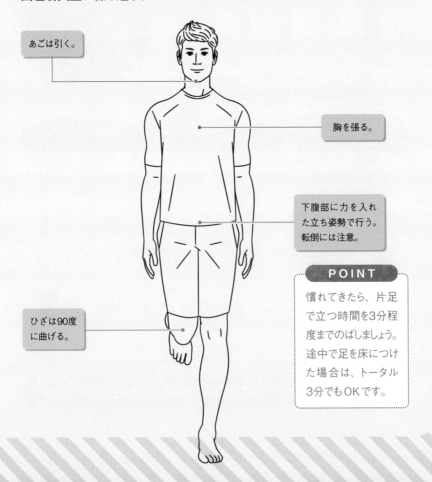

慣れてきたらステップアップ！

片脚立ちをより強化して体幹も鍛えよう

太ももを床と水平になる位置まで上げる片脚立ちにチャレンジ。右のページの片脚立ちが下半身の筋力アップを主な目的とするのに対し、こちらは体幹の強化も狙ったもの。運動強度、難易度ともに高くなります。

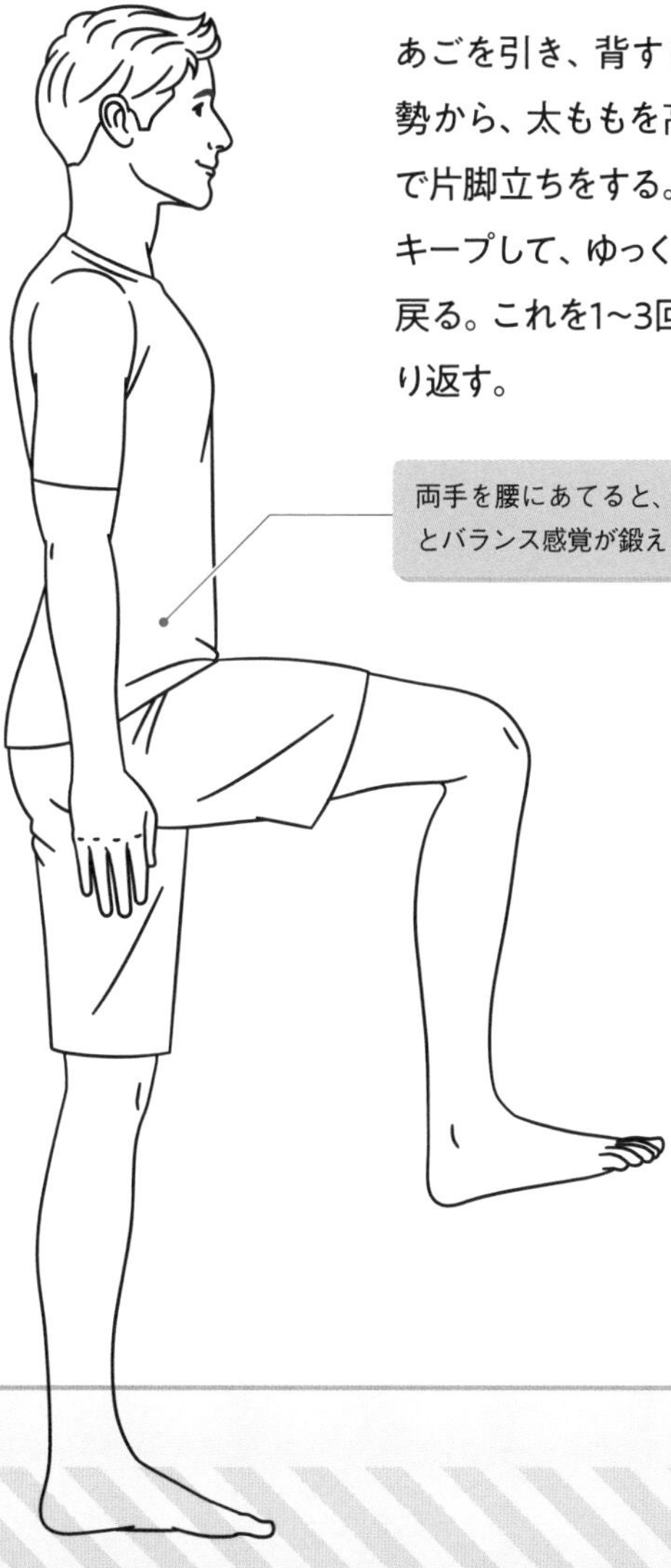

あごを引き、背すじを伸ばした姿勢から、太ももを高く上げる意識で片脚立ちをする。そのまま3分間キープして、ゆっくりと元の姿勢に戻る。これを1~3回左右交互に繰り返す。

両手を腰にあてると、より下半身の筋力とバランス感覚が鍛えられる。

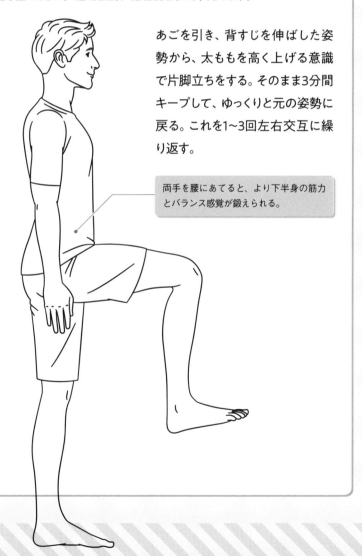

骨や筋肉を強くする エクササイズ ②

1日1セット

1

両足を肩幅程度に開いて壁から40~50cm離れて立ち、両手を壁につける。

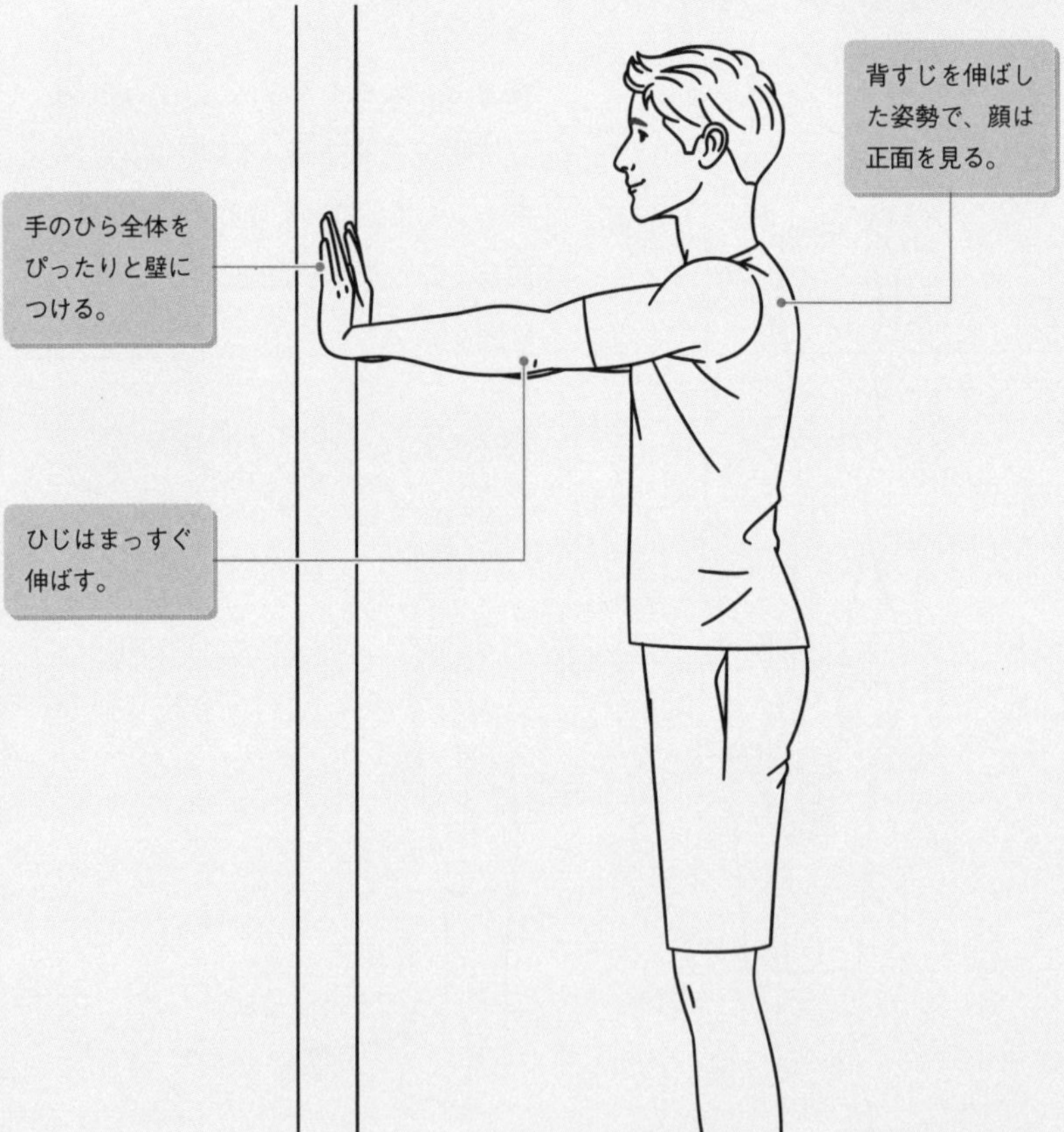

背すじを伸ばした姿勢で、顔は正面を見る。
手のひら全体をぴったりと壁につける。
ひじはまっすぐ伸ばす。
足は肩幅に開く。

2

壁に向かって腕立て伏せをするイメージで、ひじを曲げて上体だけを前へ倒し、顔を壁に近づける。

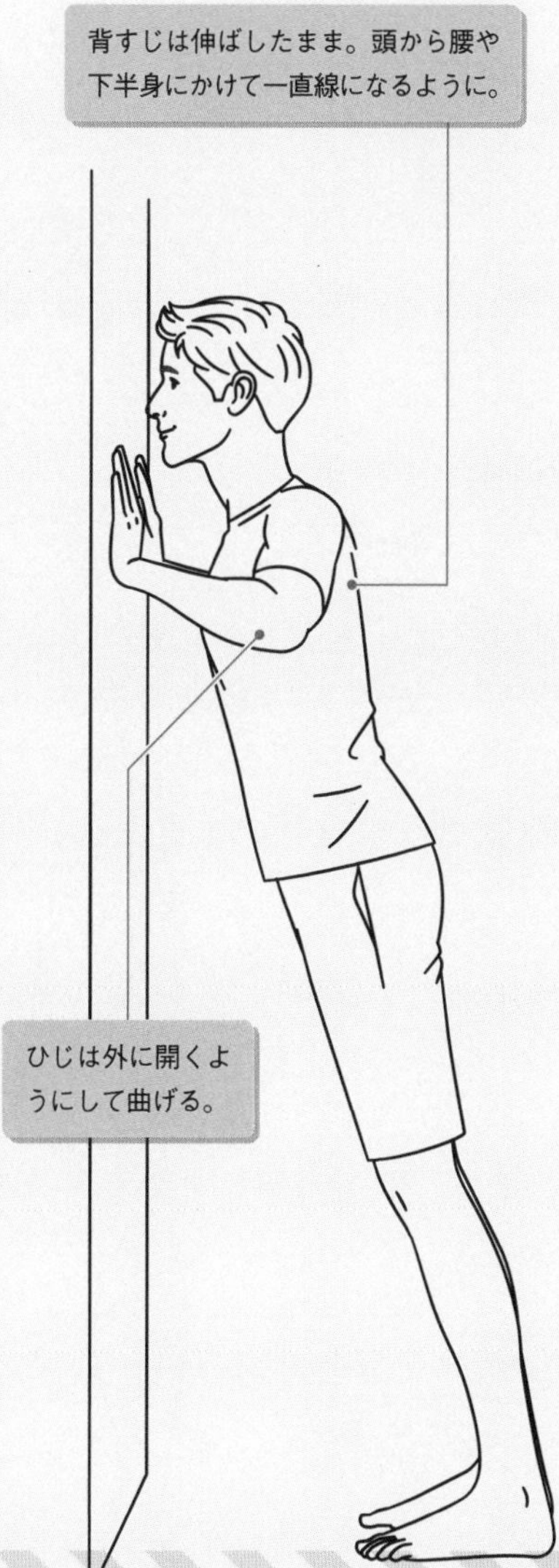
背すじは伸ばしたまま。頭から腰や下半身にかけて一直線になるように。
ひじは外に開くようにして曲げる。

3

ひじを伸ばして上体を起こしたら、壁から手を離して両手を胸の前で「パチン」と音をさせて打つ。もう一度両手を壁につけ、②～③を10回繰り返す。

「パチン」と強く両手を打つことで、骨に刺激を与える。

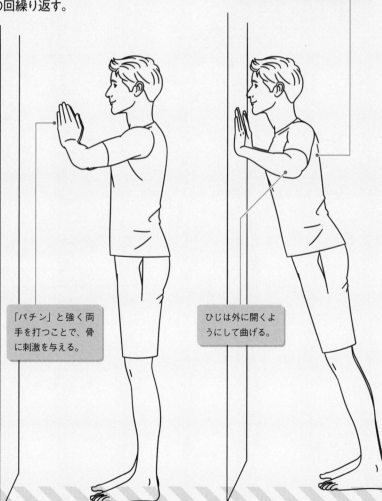

骨や筋肉を強くするエクササイズ ③

1日1セット

1 胸の前で両手の指を上下に絡ませたら、そのまま左右に3秒間引っ張り、力を緩める。上下の手を入れ替えて、同様に行う。これを10回繰り返す。

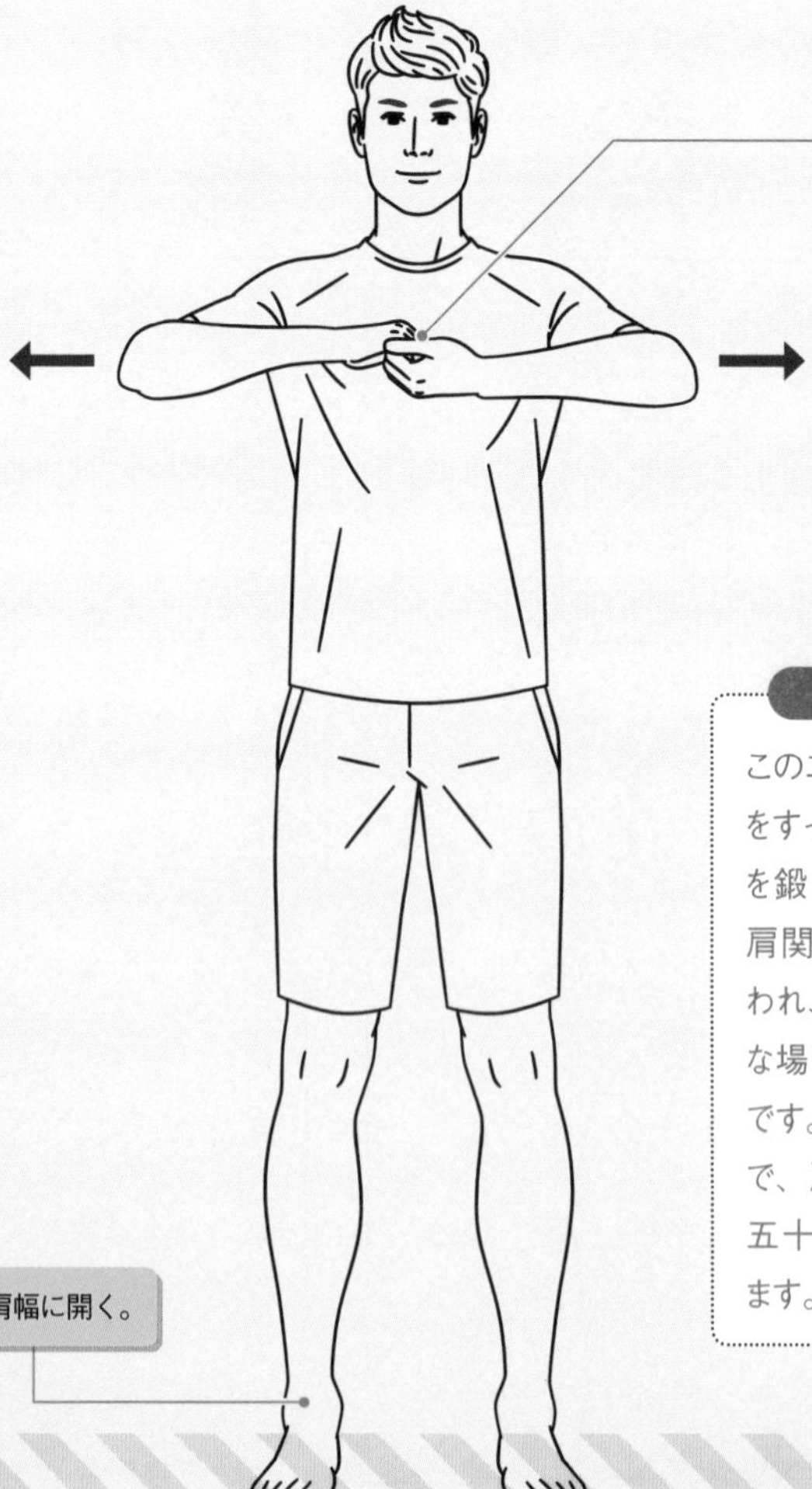

POINT

このエクササイズで、肩をすっぽりと覆う三角筋を鍛えます。三角筋は肩関節を動かす際に使われ、日常生活の様々な場面で活躍する筋肉です。刺激を与えることで、肩コリや四十肩・五十肩の予防にもなります。

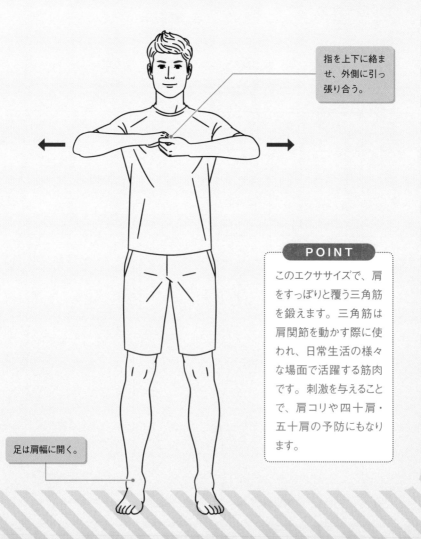

2 足の指先とひざを外側に向けて両脚を大きく開き、ひざの上に両手を置いて腰を落とす。相撲の「股《また》割《わ》り」の姿勢。

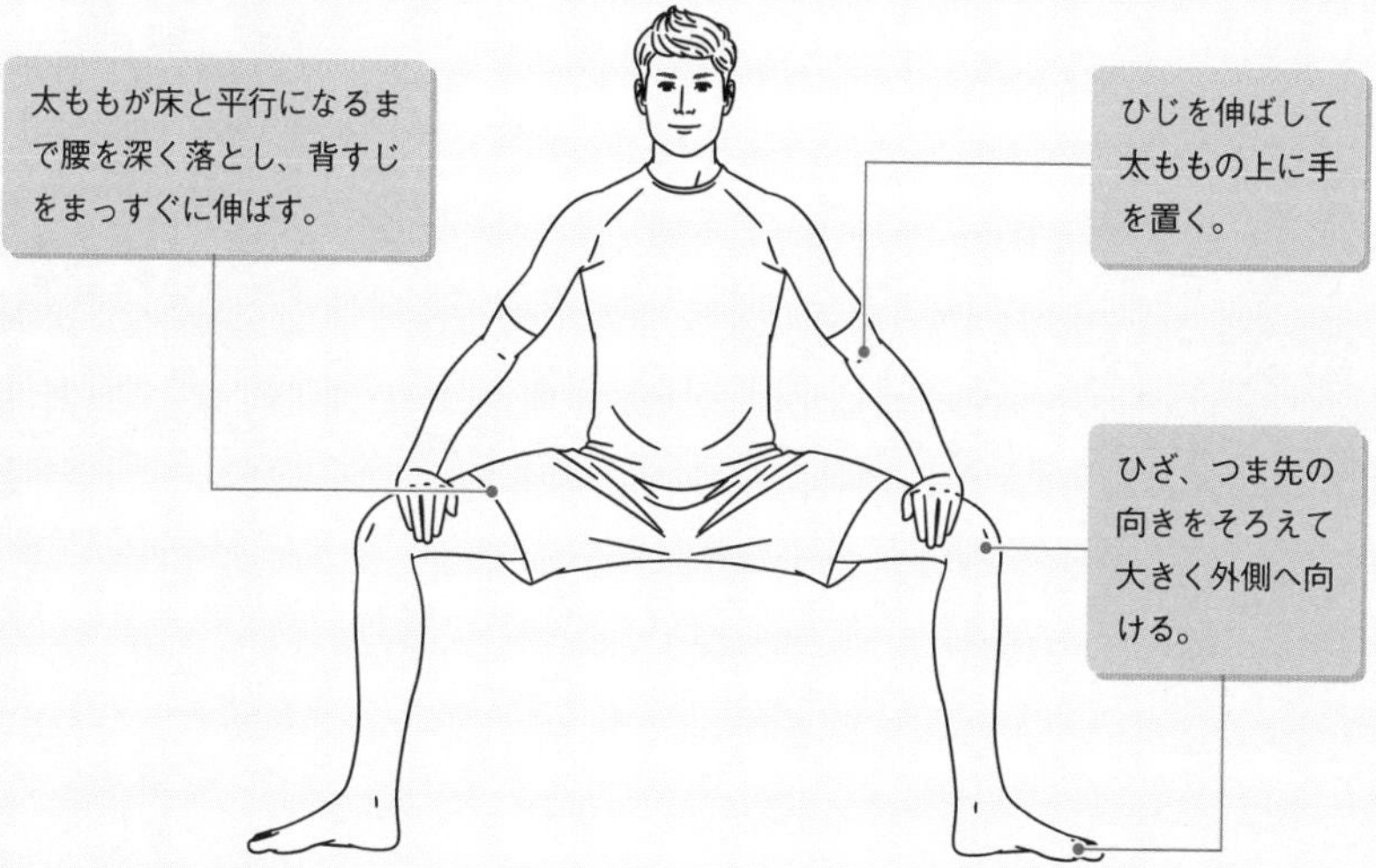
太ももが床と平行になるまで腰を深く落とし、背すじをまっすぐに伸ばす。
ひじを伸ばして太ももの上に手を置く。
ひざ、つま先の向きをそろえて大きく外側へ向ける。

3 股割りの姿勢から左ひざを伸ばし、右足を3秒間かけて大きく横に上げたら 2 の姿勢に戻る。反対側も同様に行う。これを10回繰り返す。

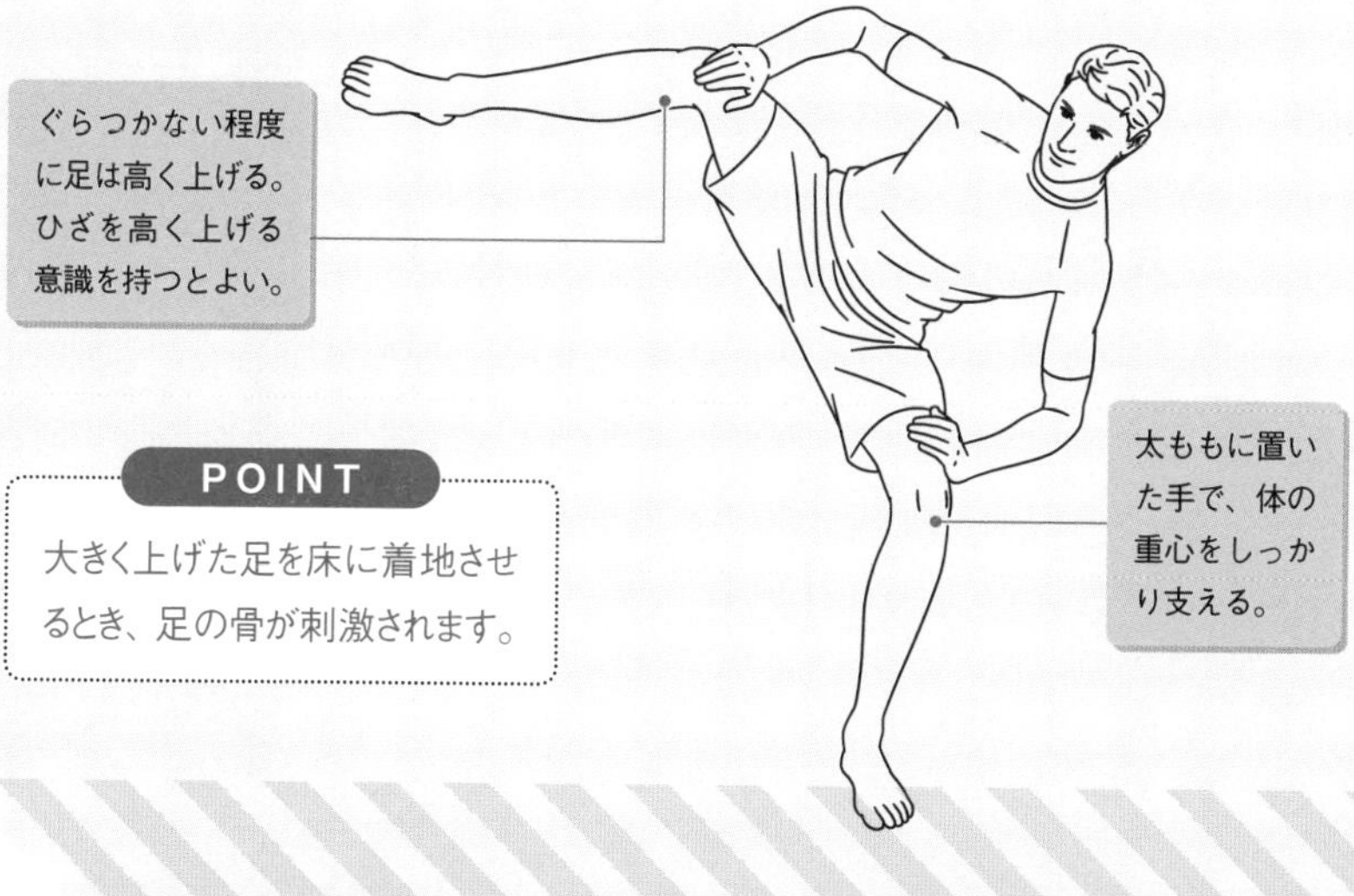
ぐらつかない程度に足は高く上げる。ひざを高く上げる意識を持つとよい。
太ももに置いた手で、体の重心をしっかり支える。

POINT

大きく上げた足を床に着地させるとき、足の骨が刺激されます。

強い骨を保つには1日約牛乳4杯分のカルシウムが必須！

カルシウム不足から骨粗しょう症に

丈夫な骨を保つには、適度な運動に加えて栄養面でのサポートも重要です。

骨の主成分はカルシウム。強い骨づくりには欠かせませんが、実は体内への吸収率は約20〜30%とそれほど高くなく、常に不足しがちなミネラルの1つ。また、厚生労働省が健康の維持・増進、生活習慣病の予防などを目的とした「日本人の食事摂取基準（2020年版）」によると、**1日750㎎のカルシウム摂取（30〜74歳の男性）を推奨しています。おなじみの牛乳で換算すると、200㎖のコップで4杯ほどの分量が必要になる計算です。**カルシウムは比較的たくさんの食品に含まれていますので、左ページの「カルシウムが豊富な食品一覧」を参考に様々な食材と組み合わせて、目標の数値を目指しましょう。

ちなみに、カルシウム不足が慢性化すると骨密度が低下して丈夫な骨をつくれなくなります。それが高齢者や閉経後の女性であれば、骨粗しょう症のリスクを高めることに。一方、カルシウムの過剰摂取も、高カルシウム血症や泌尿器系結石などの健康障害を引き起こしますので、カルシウム強化食品やサプリメントのとり過ぎには注意してください。

1日750mgのカルシウムの摂取を目指そう!

1日のカルシウム摂取量は、30〜74歳の男性で750mg（18〜74歳の女性の場合は650mg）**が推奨されています。乳製品や魚介類などの食品を積極的にとりましょう。**

カルシウムが豊富な食品一覧

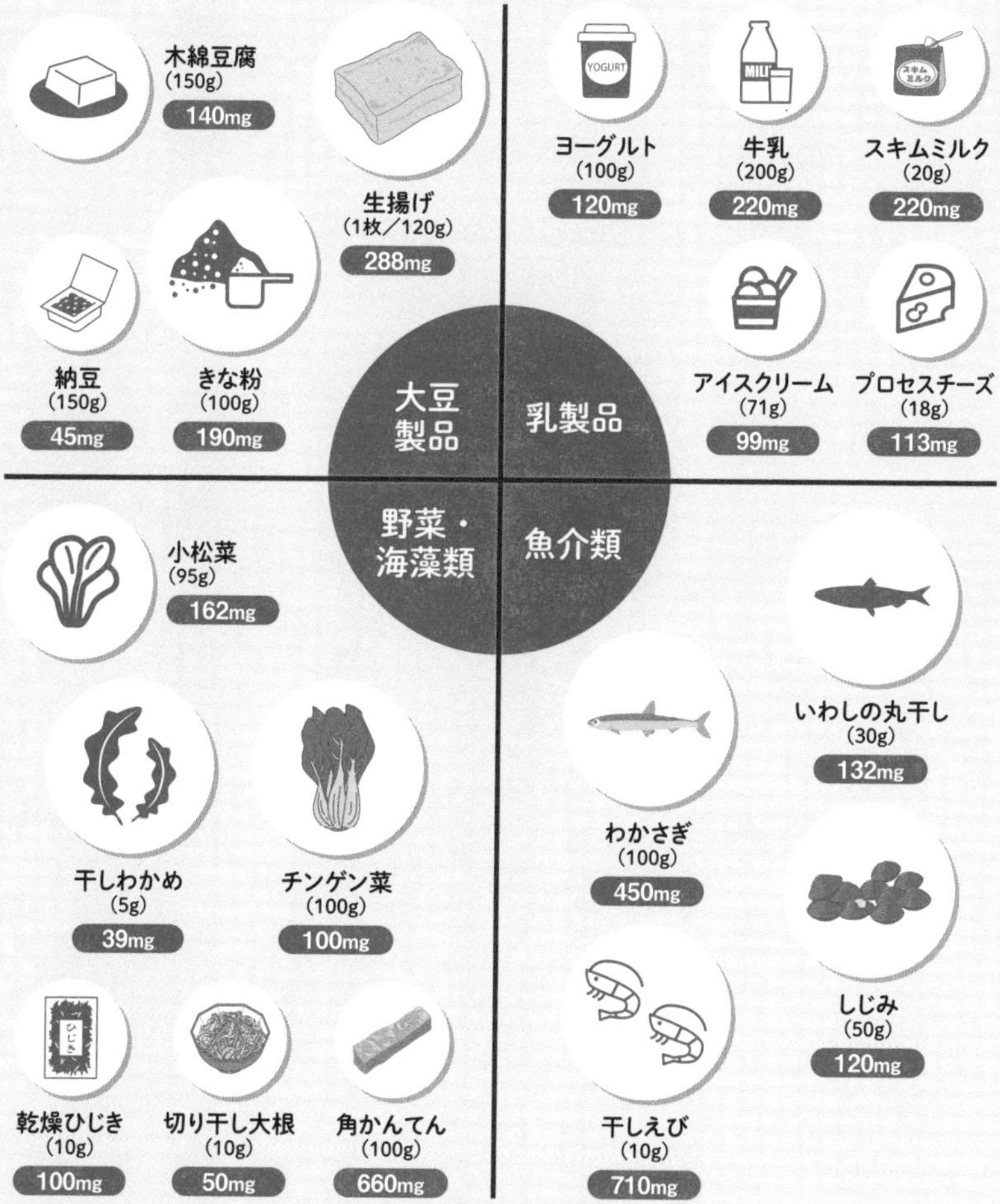
大豆製品
木綿豆腐
(150g)
140mg
生揚げ
(1枚／120g)
288mg
納豆
(150g)
45mg
きな粉
(100g)
190mg
乳製品
YOGURT
ヨーグルト
(100g)
120mg
牛乳
(200g)
220mg
スキムミルク
(20g)
220mg
アイスクリーム
(71g)
99mg
プロセスチーズ
(18g)
113mg
野菜・海藻類
小松菜
(95g)
162mg
干しわかめ
(5g)
39mg
チンゲン菜
(100g)
100mg
乾燥ひじき
(10g)
100mg
切り干し大根
(10g)
50mg
角かんてん
(100g)
660mg
魚介類
いわしの丸干し
(30g)
132mg
わかさぎ
(100g)
450mg
しじみ
(50g)
120mg
干しえび
(10g)
710mg

出典：『ガチガチの首・肩・背中がほぐれる 肩甲骨10秒ストレッチ』（PHP研究所）より一部改変。

「炭水化物6：たんぱく質2：脂質2」の食事で病気知らずの体に！

ビタミンC・D・Kを意識して摂取

丈夫な骨をつくるには、先にお伝えしたカルシウム以外に、健康の維持や増進に必要不可欠なカリウム、マグネシウムやカルシウムと結合して骨を構成するリンなども欠かせません。それに加えて、次のビタミンも積極的にとり入れたい栄養素です。

まぐろや鮭、いわしなどの魚介類、きのこ類など含まれるビタミンDは、カルシウムの吸収・骨への沈着を促してくれるほか、小腸からのカルシウム吸収と骨形成の作用を促進する重要な働きを担っています。また、ブロッコリーや柑橘類に多いビタミンC、ほうれん草や納豆、緑茶などに豊富なビタミンKは、カリウムの吸着を助けてくれます。さらに、**バランスのよい食事を意識するとより効率的に栄養素を摂取できます。そのポイントとなるのが、「3大栄養素の摂取」「野菜を1日350g食べる」「減塩する」の3つ。**3大栄養素は1日の摂取カロリーに対して「炭水化物6：たんぱく質2：脂質2」のバランスを目安にメニューを組むとよいでしょう。

なお、食塩やカフェイン、アルコールなどを過剰摂取すると、カルシウムの吸収を阻害してしまうので注意してください。

バランスのよい食事が骨の健康にも繋がる!

健やかな骨を維持するには、適度な運動と栄養バランスのとれた食事が何より重要。3大栄養素に、骨形成を促す食品をプラスすればベストです。

カルシウムやカリウムの吸着を助ける食品も知ろう!

カルシウムの吸収・沈着を促進する食品

ビタミンD

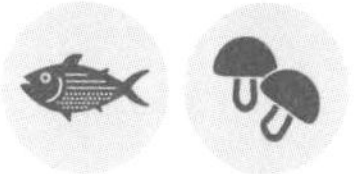

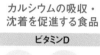

まぐろ　きのこ類　など

カリウムの吸着を促進する食品

ビタミンK　ビタミンC

しそ　緑茶　など

ブロッコリー　キウイフルーツ　いちご　など

食事は『炭水化物6：たんぱく質2：脂質2』を目安に

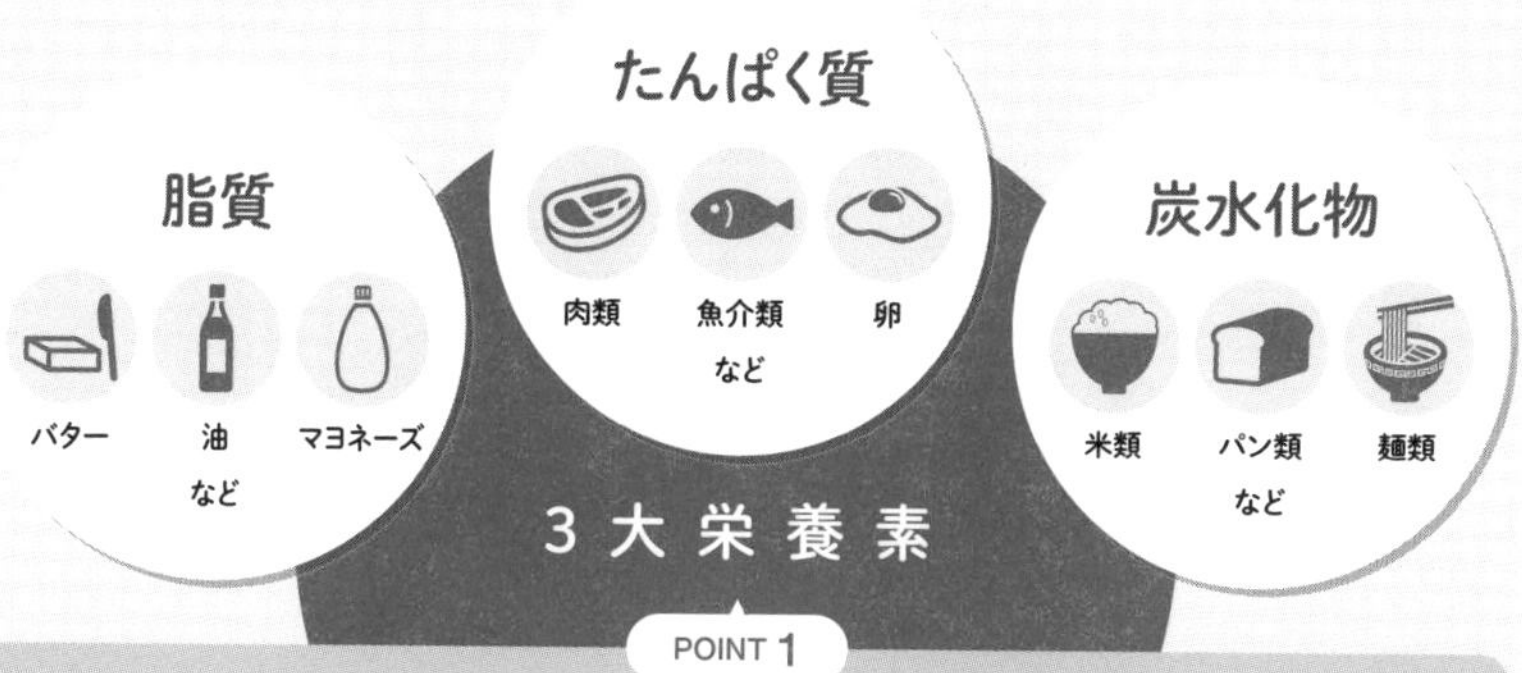
たんぱく質
肉類　魚介類　卵
など
脂質
バター　油　マヨネーズ
など
炭水化物
米類　パン類　麺類
など
3大栄養素

POINT 1

成人男性に必要な1日のエネルギー源は2000kcal、成人女性の場合は1700kcal。このカロリーに対して炭水化物6：たんぱく質2：脂質2のバランスを目指しながら、3大栄養素を上手に摂取しましょう。

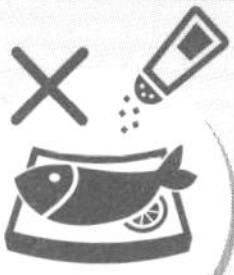

POINT 2

しょう油や塩の代わりに酢や柑橘類、薬味、スパイスなどを活用して減塩を。

350g

POINT 3

食物繊維やミネラル摂取のため、野菜を1日350g食べることを目標に。

おわりに

この本のテーマは、「肩甲骨の位置や動きを正常に戻し、首や肩の不調を解消する」「正しい姿勢を身につける」ことです。そのための手段が、肩甲骨はがしのエクササイズや姿勢を正す生活習慣の実践などになります。

さらにもう1つ、欲をいえば「運動をとり入れることで、体の様々な機能を整えていく」ことも目指していただきたいと思っています。

実際に肩甲骨はがしのエクササイズを行い、正しい姿勢を意識した生活を続けるだけで、首や肩まわりだけに限らず、そのほかの不調も改善されます。一例を挙げれば、

●姿勢がよくなることで骨格が整うため、背すじの伸びた美しい全身のシルエットになると同時に、見た目年齢も下がるでしょう。

●筋力がつけば基礎代謝が上がり、疲れにくい体、太りにくい体になります。筋肉をバランスよく使えるようになるので、あごやお腹まわりもすっきり。美容面でも恩恵があります。

●骨や体幹の強化もエクササイズにとり入れているので、自然と正しい姿勢をとることができる体になるでしょう。

全てを一気に実現することはできませんが、少しでも変化を実感できれば、効果は出ていると思ってよいでしょう。その発見が、継続へのモチベーションを上げてくれます。

肩甲骨まわりを整えつつ、いつまでも不調知らずの健やかな体をつくってください。一人でも多くの方に「やってよかった」と感じていただければ、理学療法を志す者として、これ以上の喜びはありません。

本書を最後までお読みいただき、ありがとうございました。

福井医療大学 保健医療学部 教授

藤縄 理

藤縄 理（ふじなわ・おさむ）

福井医療大学 保健医療学部教授で理学療法学の第一人者。1980年に国立犀潟療養所附属リハビリテーション学院理学療法学科を卒業し、理学療法士免許を取得。アメリカ・ピッツバーグ大学大学院修士課程修了、新潟大学大学院医歯学総合研究科生体機能調節医学専攻博士課程修了 博士（医学）。著書に『ガチガチ体が一気にほぐれる!肩甲骨はがし&骨盤ほぐし』（宝島社）、『丸い背中がピンと伸びる! 一生歩ける「寝たまま筋トレ」』（PHP研究所）などがある。

【参考文献】　『ガチガチの肩・首・背中がほぐれる 肩甲骨10秒ストレッチ』
（著者 藤縄 理・PHP研究所）
『肩甲骨はがし すべての体操の動画が見られるQRコードつき』
（監修 藤縄 理・宝島社）
※このほかにも、多くの書籍やWebサイトを参考にしております。

【STAFF】

編集	海平里実、森田有紀、塩屋雅之、矢ヶ部鈴香（オフィスアビ）
編集協力	児玉光彦
イラスト	内山弘隆
装丁・デザイン	成富英俊（成富デザイン事務所）
カバーイラスト	羽田創哉（I'll Products）
校閲	聚珍社

専門家《せんもんか》がしっかり教《おし》える 健康《けんこう》図《ず》解《かい》

あらゆるコリ、痛《いた》みが消《き》える肩甲骨《けんこうこつ》はがし

2023年2月10日　第1刷発行

著　者	藤縄《ふじなわ》 理《おさむ》
発行者	吉田芳史
印刷所	株式会社光邦
製本所	株式会社光邦
発行所	株式会社日本文芸社 〒100-0003　東京都千代田区一ツ橋1-1-1 パレスサイドビル8F TEL.03-5224-6460［代表］ 内容に関するお問い合わせは、小社ウェブサイト お問い合わせフォームまでお願いいたします。
URL	https://www.nihonbungeisha.co.jp/

Printed in Japan 112230126-112230126Ⓝ01　(302007)
ISBN 978-4-537-22068-1
（編集担当：藤澤）